The Squat Bible

The Ultimate Guide to
Mastering the Squat and Finding
Your True Strength

強肌深蹲

美國國家級運動員指導教練親授，
全面解析徒手深蹲・槓鈴深蹲深蹲科學的訓練聖經

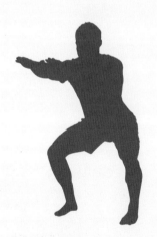

Aaron Horschig
亞倫・霍什格 博士——著
鐵克健身中心首席教練 **陳壹豪**——譯

各界推薦

- 吳肇基 醫師

/ 台北榮總蘇澳分院骨科主任、臉書粉絲專頁「大夫訓練」編輯

　　深蹲是最有效的下肢肌力訓練動作，但在沒有良好的動作模式下貿然增加訓練重量，將容易導致運動傷害。本書深入淺出的介紹深蹲和各種變化型的操作，以及遇到問題時的解決方法，搭配精美的示範照片，將可以使讀者清楚明白的學會深蹲，安全的加強肌力和增進運動表現。尤其書末詳述深蹲的力學分析和破解各種深蹲的迷思，讓讀者不但知其然更知其所以然，達到事半功倍的效果。

- 江旻諺

/JohnFit 創辦人、Coach Chiang Strength & Conditioning 部落客

　　這本書對於所有需要訓練深蹲的人來說很值得你一讀！

　　本書從身體關節的結構開始，到深蹲的動作模式和技術細節深入淺出的介紹，非常清楚好理解。

- 蔡奇儒 CR

/醫適能（MedEx）特殊族群訓練機構 創辦人＆前美國運動委員（ACE）官方國際講師

　　"Squat" 一詞起源於十四世紀，原先字義即有「壓碎（to crush）」、「下蹲至腳後跟（crouch on the heels）」之意涵。有時候我們也會翻譯成「蹲舉」。

　　此書作者亞倫‧霍什格是一位理論與實務兼俱的專家，既是物理治療博士，過去又曾是奧林匹克舉重選手；現在創辦 Squat University 分享實務與學理知識，造福全球教練與運動員。

在這本書發行中文版之前，我就看過亞倫 · 霍什格的著作與知識分享。非常欣賞他不遺餘力的推廣與分享體適能知識。這本書即是一個最好的例證：深入淺出描繪了所有深蹲動作需要留意的重點，並也帶入了簡單的進退階與修正之實務作法。

同時，亞倫 · 霍什格也點出了一個關鍵：當我們觀察到運動傷害的發生、運動表現的停滯、達不到所設定的目標時，往往與忽略了基礎動作品質以及動作的細節有關。一個全身性的動作，例如深蹲，就是一個重新檢視我們身體能力極有效率的指標。

這本書適合給希望透過不同觀點去檢視與提升動作品質的教練與一般運動愛好者，您將可以學習到完整深蹲動作觀點與剖析。如果您是完全沒有接觸過深蹲的人，我更會推薦在實際訓練操作之餘，搭配翻閱這本書，將會使訓練效益事半功倍。

● 蔡維鴻
/ 脊姿維運動物理治療所 & 捷仕維運動物理治療團隊 院長

古希臘哲學家蘇格拉底說：「身體的健康因靜止不動而破壞，因運動練習而長期保持。」深蹲是訓練下肢肌力的最佳運動，在這個人人深蹲的時代，如果你還不知道怎麼蹲、不會蹲、不懂蹲，快去看《強肌深蹲》！

● 奇德 Kidd
/Fit Taiwan 美國運動委員會（ACE）官方授權 個人教練講師

能收到這本書推薦序的邀請，真的受寵若驚，最早是從作者亞倫 · 霍什格的 Instagram 因緣際會下看到《強肌深蹲》這本書，以當前科學研究當成基石，再以亞倫 · 霍什格博士及其團隊多年的實務經驗細節整合，彙整這本完善、豐富、含金量極高的書籍，

真的是十分難得且振奮，內容概括深蹲參與的各個關節概念，包含髖、膝、踝、胸椎、肩胸關節活動度測試以及活動受限後的矯正訓練方法，核心的使用，深蹲與其變化之動作模式，以及破除深蹲迷思。

　　這本書的核心概念，動作優先，訓練其次，再加上作者長期的實務層面觀察到的模式與問題，去分析關節活動度與疼痛問題，以及其優化方式，且參加了多方不同功能訓訓練的專家，像是葛瑞・庫克（Gary Cook）與麥可・鮑伊（Michael Boyle）。如果你想要學「無痛深蹲」，這本書是我目前看過最完整、架構邏輯且精確詳細的一本書。

● Hunter 物理治療師

　　這本書分析了幾種常見的深蹲動作，從手腕到腳底，每個部位都做了十分詳盡的解說，除此之外，作者也教大家如何初步判斷自己是否已具備足夠的關節活動度及穩定度來完成深蹲的動作，以及這些問題的改善方式，其中有些方法也是我在臨床上會使用的。如果想要更瞭解「深蹲」，《強肌深蹲》會是一本非常好的書，內容詳細卻不會過於艱澀，無論是初學者或是教練都適合閱讀。

● 艾希斯槓鈴妹仔　肌力與體能教練

　　只要有重量訓練的人，對於深蹲這動作肯定不陌生，但要做出好的動作，並不是每一個人都有辦法執行。

　　本書從簡單的動作檢視，到執行動作解釋都清楚的敍述，如果你對於深蹲有許多的困惑，或許在此本書裡可以解開你的困惑。

● 山姆伯伯工作坊　專業運動訓練平台

● 健人蓋伊　健身 Youtuber

　　循著深蹲聖經，剖析動作之王。將基本能力訓練得扎實，是提升運動表現以及傷害防護的根本之道，本書藉由深蹲這個核心動作帶大家探討——運動傷害通常是在哪些情況下發生？運動員表現能逐年提升的原因又是什麼？再以詳細的圖文步驟，引導讀者一步步找出隱藏在自己腳下，沒有最標準，只有最適合自己的深蹲姿勢。

● 江杰穎　副教授 / 肌力與體能教練

　　深蹲，不只是蹲下去那麼簡單的事情！如同亞倫 · 霍什格博士常常說的：『深蹲不會傷害你，不能深蹲才是問題』，書中內容幾乎包含所有影響深度的限制因素，以及提昇表現的秘密。強力推薦！

推薦序 / 把健康的身體找回來

力格運動健護中心創辦人　甘思元

很高興能夠看到這本這麼有深度，而且能夠帶著我們思考的《強肌深蹲》的書問市，深蹲的能力是現代人最欠缺也最需要的能力！

我們與生俱來就非常會深蹲，從觀察剛會走路的小孩蹲下來撿東西、玩玩具的樣子就可以證明，隨著我們年紀越長，越被現代的舒服坐式生活模式給污染了。學會正確的深蹲，就如同從動作模式的程式中「除錯」（Debug）一樣，它需要仔細地觀察，動腦思考，然後反覆地練習，再反覆地調整，讓程式的運作能趨近於自然而然地順暢且不易受傷。

深蹲不只是下肢的事，它還需要有正確的脊椎排列、穩健的核心、良好的髖、膝、踝活動度、有力的臀部與大腿、順暢的呼吸、正確地用力順序……等等，最後還要能夠把深蹲的動作模式應用在我們的日常生活中，這些小細節也正是我們現代人的日常生活中經常被忽略卻又極為重要的「動作慣性」（Movement Inertia），這些動作模式能夠做對了，那麼我們的日常生活和運動就不容易造成傷害，如果做錯了或者根本沒有注意到有問題，那麼不管我們有沒有運動，它都可能是我們受傷的根源。

訓練或運動最重要的就是改變我們的慣性（Inertia），只有在好的動作慣性下，進行任何運動或訓練才會有更好的成效且不易受傷。

期待未來我們每個人都能夠把原本健康的身體找回來，不再被錯誤的動作慣性給折磨到老而不自知，認為吃健康食品或吃什麼藥就解決傷痛。改變錯誤的動作模式與生活習性才是正本清源的健康之道！

推薦序 / 預防運動傷害的良方

台灣運動傷害防護學會理事長
李恆儒博士

　　下肢肌力的好壞，對於預防下肢運動傷害的發生，具有極大關聯性。下肢肌力功能優良，除了可以促進運動表現，更可以預防運動傷害的發生。蹲舉運動是運動防護員常拿來作為預防下肢傷害的一種方式，它可以強化下肢三關節的力量與協調，並可整合軀幹與肩關節的穩定度來完成動作，若要說一個最好的下肢訓練動作，蹲舉會是我的首選。

　　作者以蹲舉為主軸，依據完成蹲舉的幾個主要關鍵再加以詳細分類講解，例如進行槓鈴蹲舉時需要有足夠的肩關節、髖關節活動度，作者依據增加關節活動度的需求，詳細說明關節活動度的重要性，以及如何增進關節活動度來讓蹲舉動作更有效率，並搭配核心肌群啟動的概念，協助維持軀幹穩定來讓蹲舉的姿勢正確，以避免下背部的傷害發生。本書以深入淺出的方式，將蹲舉動作拆解成許多面向，再針對其重點加以衍生，適合剛學重量訓練的初學者，也非常適合想要在重量訓練動作模式更加精進的進階玩家，在此誠摯的推薦本書給各位。

作者序 / 歡迎來到強肌深蹲的世界

　　每當運動員們向我抱怨，他們這樣動或那樣動，膝關節或背部是如何疼痛時，我發現自己腦中經常閃過似曾相識的畫面。他們來找我的時候，通常已試過所有 google 搜尋到的自我治療：冰敷、止痛藥、電療，我全都聽過。因為運動員會嘗試任何方式來保持運動表現不受影響。

　　最後當運動員們在談話中，問到問題的關鍵，我常常會說：「好吧！讓我看看你是怎樣深蹲的」。一般來說，當下流暢的談話會因而忽然打住。我看見運動員困惑的神情，彷彿他們期待的是一個更科學的醫療檢測。最後運動員從他們的椅子上站起來，面向我，站好……然後開始深蹲。

　　開始寫這本書時，我經常被朋友問道：「為什麼寫深蹲的書？」我腦子裡立刻傳來幾十個答案。其中一個是「深蹲是找到你真正力量的基石」。

　　古希臘哲學家蘇格拉底曾寫過：「在身體訓練方面，沒有人應該是一個業餘者。」如果人一生之中，沒有找到他能夠擁有的真正力量，這是一種遺憾。

　　大多數人想到所謂的「力量」時，第一個念頭都會想像一個巨大的運動員，舉起極大的重量。我通常想到健美怪物羅尼 · 庫爾曼。他曾以重量訓練的古怪滑稽動作聞名，刺激了數百萬的 YouTube 點閱率。我的朋友和我會不斷重播羅尼尖叫的影片，"Yeah，Buddy ！"（大聲到足以讓整個重量訓練室都聽到）。他真的會把扔下一百磅重的啞鈴，好像它們是塑膠玩具一樣。無可否認，羅尼很強壯。在許多方面，他是美國人對力量的典型定義。

　　毫無疑問地，今天我們生活在一個成績導向的社會。從職場到

運動場的每件事都依據我們能夠完成多少來評判和分等,作為我們能做出的成績。

在 ESPN 頻道,我們經常被卓越的體能成績所刺激。誰跑四十碼衝刺最快?誰舉出最新的世界舉重紀錄?誰擊出最多全壘打?

今天運動員的生活、訓練和比賽方式與我們以績效導向的社會相呼應。我們將一切建立在變得更大、更快、更強壯的口號上。

不幸的是,這種模式有一個醜陋的陰暗面。每一年世界上有數以千計的運動員因為重大傷害而提早結束賽季。專家預測今年會有十萬以上的美國青少年前十字韌帶受傷,可怕的是這類傷害只會增加。

在我們追求身體表現的讚譽時,卻忽視了運動員的動作能力本質。太強調運動表現的情況下,變成對多數人來說只有運動表現是重要的。如此一來,我們扼殺了許多運動員的潛力,並帶來了這場傷害流行病。

你知道,問題不在於現在的運動員太強或太快。問題是他們在沒有基礎動作品質的情況下運動,導致運動受傷、運動生涯停頓。這就是問題所在,現在太多運動員沒有正確的動作品質能力。

以運動表現潛力為基礎與避免運動員傷害是建立在相同基礎上。實際上,肌力與體能訓練專家們和運動醫學從業者都有共同的語言。這是動作的語言。我們需要退後一步,建立動作的基礎,而不是轉向複雜的研究和昂貴的科技。

如果無法掌握最簡單的運動模式,就無法達到蘇格拉底所說的最高生理潛力。除非我們改變觀點,表現出更好而非更多的動作,否則將一直達不到我們的潛力。受傷率將繼續上升。這些變化都始於深蹲。

在接下來的內容,你會找到一個簡單的方式來評估你的深蹲動

作及如何在傷害發生前解決這些問題。在徒手深蹲熟練後，你將學會如何完美操作槓鈴深蹲。

　　史蒂芬 · 賈伯斯向世人介紹蘋果時，他是為了想將個人電腦的力量放在每個人的手中，通過這種技術性方式賦予每個人權力，他才能夠改變世界。

　　這本書中的教學可以找到相同的賦權。讓我用一個真實生活中的例子來支持這個觀點。近期我曾經和一位年輕的奧林匹克舉重選手談話。她告訴我過去幾週每當她槓鈴深蹲、挺舉或抓舉時，她如何面對膝蓋疼痛。我問她如何處理這些疼痛。她回答：「我冰敷我的膝蓋，伸展我的股四頭肌和休息。」

　　她繼續談到因為疼痛加劇使她必需調整訓練計劃，使她的表現受到影響，她的教練很不開心。狀況更糟的是她在幾週後就要參加全國比賽，她已經不知如何是好了！

　　當她問我是否能幫助她膝蓋時，我微笑著點了點頭。毫不遲疑地我們開始檢查，想找出她疼痛的原因。再一次地，我發現自己處於同樣的狀況，一幕幕畫面再度似曾相識。談話再次陷入停頓，我說：「好吧！讓我看看你是怎樣深蹲的。」

　　歡迎來到強肌深蹲的世界，讓我們開始深蹲吧！

CHAPTER 1
動作優先
訓練其次
A Movement First,
an Exercise Second

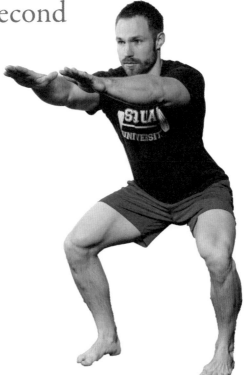

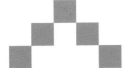

1.1 檢視動作

　　如果我對這本書有一個目標，那就是鼓勵你用另一個方式來觀察身體。我希望你從傳統知識以及過往看待與分析身體的方式退回一步。是時候拿掉眼罩，透過新的方式來瞭解真正的身體：人體動作的檢視鏡。

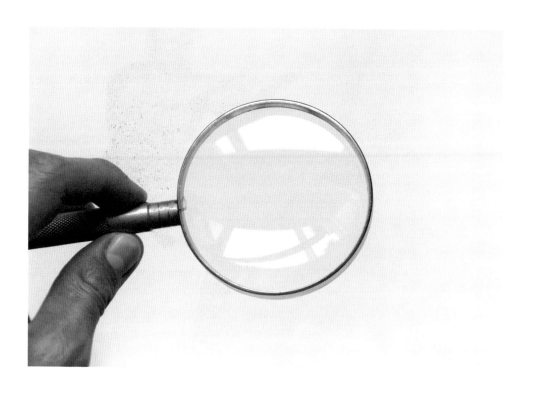

今天，我們生活在績效導向的文化中。《財富雜誌》每年列美國前 500 強名單，僅憑其總收入即排列出名次。目前社會的財富評比模式—只要符合 X、Y 和 Z 就可以達成某項指標。難怪美國不惜一切代價的文化價值，已滲透到生活的各層面，包括體育。

「更大、更快、更強」的口號在現代各項運動表現，都引發共鳴。舉得更重、跑得更快、創造下一個新記錄，耗費了我們數十年，證明我們是什麼樣的一個社會。它有效嗎？當然有效！搜尋一下 2012 年奧運會創了多少世界紀錄。答案是三十二個新的世界紀錄。然而，即使在我們過去幾年取得的所有表現創新之下，跑得更快，舉起更重的重量，以及增加的碼數，仍然缺少了什麼。儘管獲得了稱讚和榮譽，運動員仍然以驚人的速度持續受傷。

舉例來說，前十字韌帶（ACL）受傷在所有運動中被認定為賽季結束時最嚴重的傷害之一。讓我提出幾個例子來解釋這個現象。

- 美國 2016 年前十字韌帶受傷可能有八萬次以上的研究統計數據。
- 其中將近三分之二是非接觸性傷害，意思是這個傷害不涉及與其他球員的任何接觸。
- 足球與籃球女性運動員前十字韌帶（ACL）撕裂傷是男性的三倍。
- 研究顯示，常年打籃球和踢足球的女性中，大約有 5％的女性曾在職業生涯的某些階段發生過前十字韌帶撕裂傷。

當前運動選手容易發生運動傷害，並不是因為選手們太快或太

壯，而是因為社會上普遍注重運動成績以及效益，選手因此在沒有基礎動作支持下急於尋求運動效益。你可以問問自己，下面這些狀況，是不是有點熟悉？

- 你在健身房運動時，是否注意過壯碩的健力選手可以背蹲舉重達七百磅以上，但在做基本的前蹲舉時卻很困難？這是因為他的活動度被限制了。

- 一位膝蓋疼痛的美式足球選手，可以背蹲舉五百磅，但卻沒辦法控制自己在不擺動膝蓋的同時，做出穩定的基本手槍蹲？

- 你觀察到一位舉重選手可以挺舉與急推四百磅，但他的雙膝卻無法自主地在挺舉上升時內外晃動。

- 一位肌力教練告訴你，美式足球根本不需要用到手槍蹲，學習這個動作根本是浪費時間。

任何人遇過上述情況嗎？不幸地，這些狀況都是常出現在我們生活中的運動表現文化。透過教導運動員如何正確深蹲，可以消除每年大約七萬次前十字韌帶（ACL）傷害。

我在堪薩斯城進行物理治療與體能教練工作，身為物理治療博士，我已經累積超過一萬小時來暸解並協助運動員從這類破壞性的傷害中復健，並且有機會每天觀察不同年齡與技巧的運動員的動作品質。

競賽足球是時下最受年輕人喜愛也最耗時的運動之一。對一位女性足球選手來說，一次的前十字韌帶（ACL）撕裂，會使生理和心理兩方面變得脆弱，這樣的傷害大約可能毀掉四分之一的高中運動員運動生涯。

美式足球聯盟（NFL）擁有全國最優秀的運動員，只有少數夠天份的幸運兒會被選上，穿上美式足球聯盟的球衣，並在週日午

後站在邊線旁預備出賽。其中不到百分之一的高中美式足球員最後能進入美式足球聯盟，這些足球員體格很大、很強壯而且速度非常快。

美式足球聯盟是典型美國社會的頂尖運動能力指標。到這個等級，場上的表現決定了你會被刷掉返回老家或得到讓一生財務穩定的百萬合約與贊助。因此，一個前十字韌帶傷害會為選手帶來巨大的傷害，無論是身體、精神和財務方面。

對於足球運動員來說，每周參加許多練習和比賽至少六小時是很常見的。競賽足球運動員的典型時間表包括每週三次兩小時的練習，兩次一小時的練習技術訓練，每次週末都會進行兩到三次一小時的比賽。在這個級別上打球需要高水準的技術，並且大多數這類年輕人每週花費數小時來提高他們喜愛運動的能力。

無論是高中女子足球選手，或是美式足球聯盟（NFL）後衛，都具有一種共通性，在運動生涯的不同階段都可能遭受前十字韌帶傷害，這裡可以看到一個不常被發現的共通點：深蹲做得不是很好。他們沒有適當的腳踝與髖關節活動度、沒有好的關節排列或肌肉協調性來做蹲得較低的徒手深蹲。他們每次復健的大部分時間都花在學習如何做徒手深蹲和單腳手槍蹲。大多數人會認為這兩類運動員在各自的運動中都具有很好的技巧，應該能夠輕鬆的完成這些簡單的動作。

這情況和每一位我看過受相同傷害的運動員一樣，這些運動員沒有認知到自己的受傷是因為太虛弱，就像每年數以千計前十字韌帶撕（ACL）撕裂傷的人，週間花了很多時間在健身房或在運動場上，努力提升身體能力，希望跑得更快、跳得更高、舉起更大的重量。在一個評估數量和數字勝過品質和過程的社會，我們太常強調運動員該扛槓多重，即使運動員徒手深蹲或手槍蹲還會跌倒。

　　以成績為導向的運動文化，重點放在成績上，在概念上便重新安排了運動的優先次序。運動員常常為了成績而犧牲動作品質，認為無論如何運動員都需具備動作能力。這個「動作能力」的定義可以解釋為——一個人在沒有疼痛或不適，並具備良好的關節排列、肌肉協調性和姿勢的狀態下完成動作。

　　我不認為針對成績做訓練不重要。我指的是，我們必須確認我們的體能（肌力、爆發力、耐力）和技術沒有超出自身動作能力。要為運動員打造身體基礎，先從培養動作能力開始，例如展現基礎和功能動作模式的能力，像是以正確關節排列、好的肌肉協調性做完整深蹲，創造一個可預期的力量和技術基礎。值得深思的是，槓鈴訓練是我們挑戰身體來維持功能性動作模式和完整性的重要方式之一。應該優先考量動作品質再考量運動。

　　如果沒有好的深蹲動作技巧（尤其是沒有扛槓鈴），基本上運動訓練容易失敗。我們限制了自我潛能來產生有效的力量和爆發力，自然增加了受傷的可能性，因為我們的身體能力停留在一個有缺陷的動作平台。無論我們體格有多大、多快或多強壯，都必需有一個基本的動作基礎。有了基礎，我們可以確保訓練的時候可以安全、有效率的增加我們的肌力和技術。這個基石的建立紮根在一個簡單的動作：深蹲。

　　它就像蓋房子卻沒有好的基礎。你可以蓋一間漂亮的房子，在每一個房間塞昂貴的家具。從外人的角度來看，這間房子可能看起來很安全。然而，一位經驗不足且只有一點點建築知識的人，就可以告訴你這房子建立在一個有缺陷的基礎，是為最終倒塌而建立。同理可推，我們的身體「房子」需要我們先有好的動作能力再運動。

　　我們不需過度著重在適應我們的限制或對此置之不理，是時候

去改善自身的動作問題，是時候去轉移我們過去努力的訓練焦點，重視塑造身體房子，卻不修補房子裡的巨大裂縫。不妨開始以不同的角度來看運動員──透過人體動作的檢視鏡。

1.2 學習如何深蹲（徒手深蹲）

　　談到深蹲，很多人通常馬上開始討論槓鈴深蹲，卻忘記了徒手深蹲的基礎。如果我們沒有在深蹲訓練前準備好深蹲的動作能力，我們注定會失敗。

　　我們做徒手深蹲的時候隨時修正動作問題，將給予自己更大的能力去負荷槓鈴重量。人人應該都要有在沒有額外負重下全蹲的能力──屁股蹬到小腿。只要活著，我們都想要沒有疼痛的生活、玩樂與競賽，就從學會如何正確徒手深蹲開始。

深蹲的重點

　　在這個章節，我們將會討論五個深蹲的重點。無論你有多高，你在重量訓練室的經驗等級或你的運動訓練目標，必需按照這些重點做，才能正確且沒有疼痛地深蹲。

1.腳尖方向

　　大部分人對於最低位置的完美深蹲有不錯的概念，但比起最低的位置，深蹲的姿勢設定正確才是真正重要的。

　　常見的誤解是，多數人認為深蹲的時候，每個人都應該把腳放在相同的寬度，其實，站的寬度並不是深蹲的重點之一。大部分人雙腳站的寬度會有一點不同，因為每個人的活動度限制和解剖構造不同會影響站的寬度。深蹲腳站的寬度重點，是將雙腳放在能夠完整深蹲而且身體仍然感覺舒服的位置。儘管如此，對大部分人來

説，雙腳大約與肩同寬是一個好的開始位置。

　　深蹲開始時腳的舒適站幅，可以幫助你整天下來其他動作以及在運動場上的活動順利，這也是為什麼深蹲的開始動作可以説是一個功能性動作，和籃球運動員的防守預備位置或在投手結束之前的三壘手姿勢有共通之處，可以延伸到許多其他的動作基礎。基於這個原因，我們想要以腳尖向前來開始徒手深蹲。

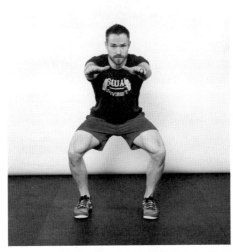

▲ 腳尖稍微向外五到七度是深蹲開始時理想的位置。

　　徒手深蹲第一個重點，就是徒手深蹲時，腳尖稍微向外五到七度是理想的位置。如果在這個位置做完整動作有困難，那可能表示你有某些活動度需要注意。

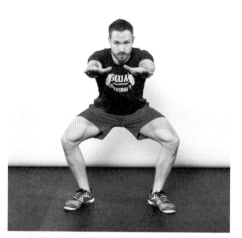

▲ 在徒手深蹲的時候腳尖可以向外更多。

　　有些教練會提示選手在徒手深蹲的時候腳尖向外更多，引導選手們從深蹲的此動作延伸到其他運動模式。

　　你不會看到一個好的美式足球線衛在預備位置像隻鴨子一般的腳尖向外，這樣的姿勢不只沒效率同時會增加受傷風險，線衛腳尖向外將無法快速移動或產生極大爆發力做下一個擒抱。

　　腳尖向前是徒手深蹲的理想位置，槓鈴深蹲可以接受腳尖向外一些，使舉重者能下降到更低並且增加穩定性（槓鈴深蹲的細節是另一個章節的主題）。

2.足三角

足三角的三點組成是腳跟、拇趾根部、小拇趾，我們的腳基本上就像三輪摩托車，目標是在下蹲時維持足弓並將體重平均分佈。如果所有輪子都與地面接觸，可以有更多動力，如果一個輪子離開地面或底部偏離，動力就會流失且摩托車會倒下，當我們的腳偏離姿勢（足弓塌陷）會失去穩定性和力量。

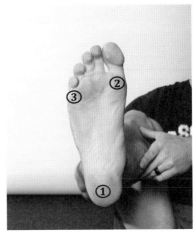

▲ 足三角的三點組成是腳跟、拇趾根部、小拇趾。

熟練足三角的控制是第二個深蹲重點，分散身體重量在腳的三點接觸上，可以得到最有效的支撐基礎。

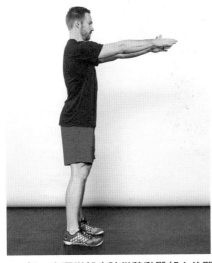
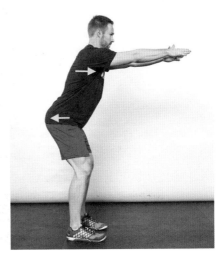

▲ 每一次深蹲都應該從移動臀部向後開始。

3.髖部鉸鏈

當我們建立好腳的舒適位置，盡量讓腳尖朝前並維持好足三角，就可以準備好下一個指示：臀部向後推。

每一次深蹲都應該從髖部鉸鏈動作開始做起，透過移動我們的臀部向後，將胸帶向前方成鉸鏈動作，後側鏈（臀部與大腿後側）適當的帶動。

這是第三個深蹲重點，臀部是我們身體的動力來源。在深蹲的時候，這些特定肌肉群帶動我們向上站立，讓我們可以舉起極大的重量，因此有效率的使用這些肌肉很重要。

4.製造向外旋轉扭力

在我們下蹲前最後一個指示是在臀部製造一個向外旋轉的扭力，製造一個像彈簧的力量，確保我們深蹲時，膝蓋保持在理想的位置。

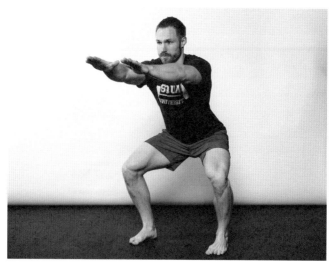

▲ 使用口令「收縮你的臀肌」，感覺到臀部外側的肌肉參與。

在髖部製造這個扭力時，使用口令「收縮你的臀肌」、「把膝蓋向外推」，啟動臀部的彈簧結構。如果你馬上感覺到臀部外側的肌肉參與，膝蓋馬上會帶到對的位置和腳尖連成一線，而且足弓會形成。

如果我們觀察足弓，我們注意到這動作與下半身有關，如果膝蓋向外，整個腳掌的足弓就會完整，當膝蓋向內坍時，腳掌會接著坍陷並且足弓也會變平，因此，要讓下半身姿勢正確，得透過臀部適當動作來達成。

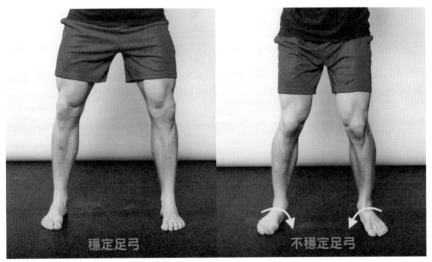

穩定足弓　　　　　　　　　不穩定足弓

▲ 注意足三角的穩定性，請確認是否把膝蓋推向外太多。

製造這個臀部旋轉扭力是深蹲第四個重點。在這個階段，我們需注意足三角的穩定性，請確認是否把膝蓋推向外太多，有些選手誤用提示把膝蓋推向外太多，這樣做會造成腳掌失去平衡倒向外側，注意讓膝蓋對齊腳尖。

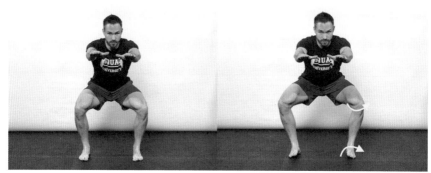

▲ 把身體重心置於兩腳中間，把腳角度向外傾一些。

5.姿勢完整性

　　姿勢完整性的概念是第五個重點，也是最後一個重點。正確的深蹲技巧，仰賴我們身體的每個部位作用的協調性，也包含脊椎維持在中立姿勢。為了在深蹲時保持平衡，我們需要把身體重心置於兩腳中間，需要把胸向前傾一些，然而軀幹向前傾不代表胸應該垮掉，好像背著龜殼。

　　為維持理想的直立脊椎姿勢，提醒您保持雙手伸直在身體前方，讓脊椎自然呈現直立姿勢，確認頸部位置是否保持在中心點，關鍵在軀幹的角度。在徒手深蹲的時候，通常上半身在膝蓋上方向前傾斜。這需要選手向前或微向下看（看向十至十五英呎前方的地板上）。如果軀幹需要在更直立位置（前蹲舉或過頭蹲舉），眼睛可以看向更前方或微向上（看水平高度上方五英呎位置）。

徒手深蹲要領

讓我們回顧一下五個徒手深蹲的重點。

❶ ── 雙腳腳尖相對向前，向外五到七度是正常的。

❷ ── 維持腳底三點與地板接觸，建立足三角。

❸ ── 透過臀部向後推並將胸帶向前方形成髖鉸鏈使後側鏈參與（臀部與大腿後側）。你的身體重量應該平均於兩腳之間。

❹ ── 透過「收縮你的臀肌」在臀部製造一個向外旋轉的扭力，推膝蓋向外同時維持足三角。

❺ ── 向前看同時將雙手置於身體前方維持正確姿勢。

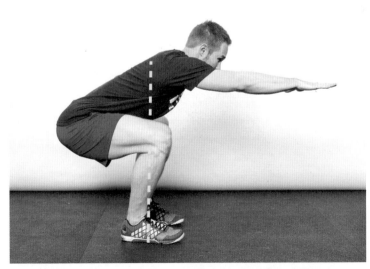

▲ 維持腳底三點與地板接觸，向前看同時將雙手置於身體前方。

• 下蹲

　　完成五個重點，就可以開始下蹲。不要去想是否停身體的位置太高或太低，只需要下降到你的活動度允許的最低範圍，確保在過程中保持平衡，很重要的是此時去感覺你的身體重量分布在雙腳的哪裡？這種感覺身體位置的能力稱為本體感覺。

　　在下蹲時，儘可能讓小腿保持垂直越久越好。當我們無法盡量保持小腿垂直地板，膝蓋會太快向前超過腳尖，膝蓋過早向前會增加膝關節壓力，讓選手失去平衡。

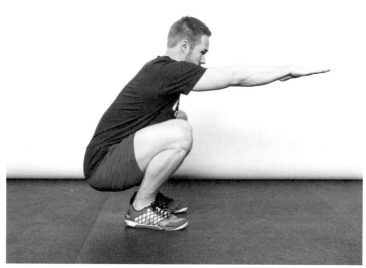

▲ 當你達到完整深蹲深度，你會感覺穩定且平衡。

• 最低位置

當你達到完整深蹲深度，你會感覺穩定且平衡，體重應該會平衡分佈在你的腳掌中間，在這個姿勢從你的身體重心畫一條垂直線，應該會穿過你的腳掌中間。

• 上升

從深蹲最低位置，由臀部帶動動作向上升，並向後推動臀部來完成，同時想像將你的小腿拉回垂直位置。這樣做可以有效地使用後側鏈，減少膝部壓力，同時讓臀部肌肉產生巨大力量，確保胸部和臀部同時上升。如果臀部上升太快，胸部將會向前傾倒，你將會失去平衡。

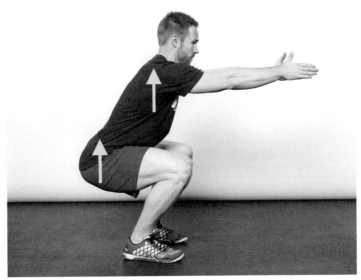

▲ 在深蹲上升時，上半身和臀部穩定上升。

　　在深蹲上升時，膝蓋需要保持在穩定位置，整個動作過程保持膝蓋和腳尖在同一線上，透過提升此穩定能力，能讓我們避免運動傷害，同時增加動作效率，透過動作效率的提升，我們才能激發出更多爆發力和力量，畢竟運動員都想要更多爆發力、更多肌力且同時避免傷害。

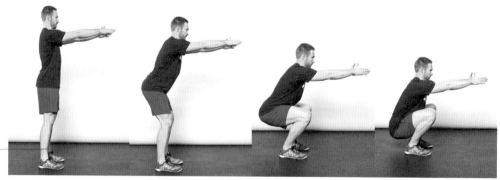

▲ 深蹲的步驟動作解說請參考 p.28-30 重點。

✚ 重點精華

　　我們通常認為自己有能力做出完美的深蹲，因此最基礎的徒手深蹲經常被選手們和教練們忽略，覺得只要是運動員就理所當然可以把這個動作做好。事實上，深蹲是首要基礎運動起始的動作，然後再展開一整天的練習與運動。

CHAPTER 2
槓鈴深蹲技巧
Barbell Squat Technique

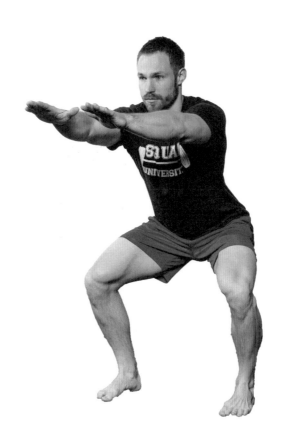

2.1 維持姿勢完整性 ——————

上一章談到如何完整徒手深蹲，我們討論到深蹲時透過保持雙手在身體前方以維持穩定性的方法，這會讓我們的下背（腰椎）進入一個良好的姿勢。

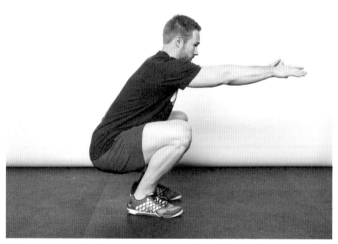

▲ 穩固核心肌群，讓身體成為穩定的動作平台。

為了在槓鈴深蹲時保持姿勢的完整性，我們需要調整身體部位的技巧，在進行扛槓鈴動作時，需投入更高軀幹穩定性。為了面對這樣的需求，我們需要設法來提高穩定性。將核心肌群穩固，身體會成為穩定的平台，讓我們進行更有力的動作。

核心穩定

　　深蹲的動作品質好壞，取決於我們如何維持脊椎穩定。沒有肌肉的脊椎，只是一堆骨頭，沒有二十九組肌肉和筋膜共同維持脊椎發揮作用，光是上半身的重量就足以壓垮脊椎。

　　許多運動員們相信可以透過仰臥起坐和捲腹運動來提升脊椎穩定性。事實上，這些動作建立了特定肌群力量，而非穩定性。肌力和穩定能力之間存在差異。

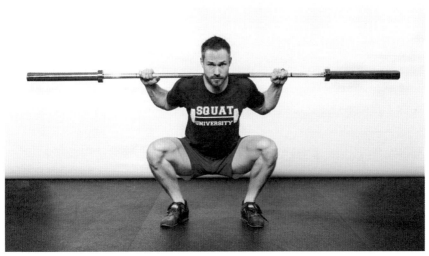

▲　深蹲的動作品質關鍵在於如何維持脊椎穩定。

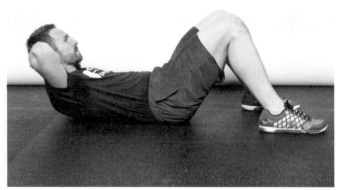

▲ 仰臥起坐可以建立特定肌力。

　　肌力是產生力量的能力，你有多少能力推動或拉動重量，就代表你的肌肉有多強壯；穩定性則讓身體某部位動作時，周邊部位避免移動，維持穩定的脊椎可以對抗來自槓鈴的大重量。

　　強化穩定肌（像是腹肌群的捲腹運動或下背的背部伸張運動）不會讓肌肉更加穩定。核心穩定是腹肌群、下背部肌群、臀部、骨盆帶、橫隔和周圍筋膜同步動作。它們的同步動作使脊椎保持安全與穩定的姿勢。因此，核心穩定跟我們做多少捲腹運動或下背訓練無關，穩定性的本質建立在兩要點──肌肉協調徵召以及時機點。

　　為了在深蹲前徵召核心肌群，可以以「像是肚子被打一拳」為口令，這樣可以增加下背穩定性，並鎖定在中立姿勢。當我們在深蹲下降階段預先收縮這些肌肉，我們的身體已經準備好來負荷我們嘗試的重量。

適宜的呼吸

深蹲時，光是「像肚子被打一拳」的控制是不夠的，如果想要以一個安全的方式移動重量，還需要學習如何適宜的呼吸。很長一段時間，肌力與醫療領域專家們在重量訓練時未能教導適宜的呼吸。很多人看待核心像是氣球，嘗試強化外在橡膠來取代學習如何增加內在壓力。

肌力與醫療領域專家們教導「吸氣下、吐氣上」，這對於重量輕且次數多的訓練動作是沒問題的（例如：臥推舉三組十下）。然而這種呼吸機制，在槓鈴深蹲時不完全推薦。你能想像一位健力選手深蹲一千磅站起來的時候把氣全部吐出來嗎？

當我們槓鈴深蹲重量很重（例如超過你最大重量的百分之八十），建議每一下都吸一大口氣，並在完成那一下動作前都憋住這口氣。通常在多次數輕重量的時候是不需要這類的呼吸方式，但當你深蹲較重較少次數時，這是呼吸關鍵，須預先準備同時與「像是肚子被打一拳」的感覺協同作用，這樣做可以讓我們大大穩定核心。

學習如何在深蹲時適宜地呼吸，可以試試以下這個簡單的測試。把一隻手放在腹部同時另一隻手放在腰側（靠近較低的肋骨），現在深吸氣。如果你呼吸適當，你會感覺到腹部起伏，你也會感覺到較低的肋骨向側向擴張，基本上你會感覺核心內的容量改變，當我們深吸氣的時候，肺部下方橫隔收縮向腹部下降。

如果你吸氣方式不適宜，取而代之的是胸部的起伏，以這種方式呼吸對於增加腹腔內的壓力幾乎沒有作用，因為隔膜未被充分利用。究竟為什麼增加容量這樣重要？

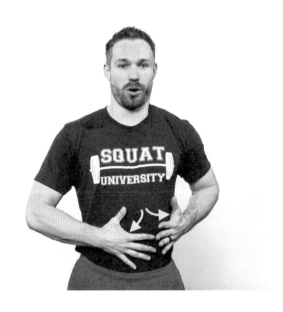

橫隔膜呼吸功能圖

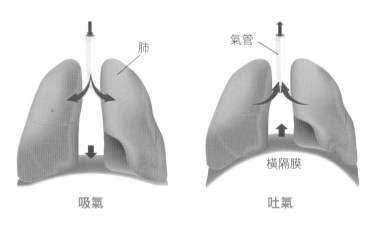

吸氣　　　　　　　　　吐氣

▲ 當我們正確的吸氣、呼氣結合核心運作,將更能提升深蹲重量。

　　當我們正確的吸氣進入腹部結合核心用力，你會發現一些特別的事發生。再次把手放在腹部，再次深吸氣。在深吸氣後，核心用力的感覺就像你準備接受麥克泰森一拳，結合這個動作以增加腹腔內壓力（腹內壓或 IAP），這是因為容量無法再增加。研究證實在增加腹內壓是槓鈴訓練中穩定下背最有效的方法。

　　這需一步一步做。如果我們先核心用力然後嘗試深吸氣，就會限制我們可以創造的壓力。如果核心已經用力，橫隔膜就無法完全收縮下降。比起單就核心用力產生的限制，增加腹內壓反而更大幅度地穩定我們的下背。

　　要感受何謂核心壓力和你的整體力量，可以嘗試以下簡單的測試。把槓鈴放在背上，吐掉你肺部所有的氣體。感覺槓鈴在你背上的感覺。接著，深吸氣然後核心用力。試著創造三百六十度的壓力在核心，感覺上就像身上穿著一件緊身衣。記得，吸氣必須擴張核心部位的胸前、側面、後面。你是否注意到任何的不同？

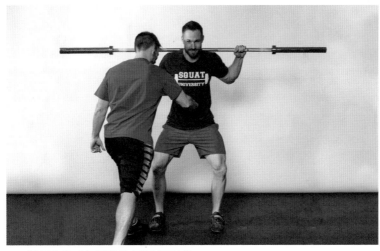

▲ 運用完全吐氣讓腹內壓巨幅下降。

　　現在應該感覺在你背上的槓鈴輕很多，這策略是不是能更合理地運用於提升深蹲重量？這也是為什麼強壯的舉重和健身選手們能夠深蹲扛起極大的重量而沒有被折成一半。

　　進行深蹲時，憋氣容易使壓力上升，當我們試著限制上升，自然吐氣會發生，這維持力量被稱為「努責現象」。以這個用力的方式憋氣，是維持脊椎穩定性所不可避免的。

　　正確地運用「努責現象」，就是上升時用力吐氣，抵抗呼吸道閉鎖，如我們所說「吸氣下、吐氣上」，深蹲上升時完全吐氣，將會讓腹內壓巨幅的下降。

　　當我們的腹內壓力下降，脊椎穩定性將會下降。這跟我們的核心多用力無關。當你完全吐氣，穩定性自然就會立即下降，傷害性的壓力將會被傳遞到脊柱小而脆弱的結構上（椎間盤和韌帶）。這就像是空氣太快洩出氣球的狀況，當空氣洩出氣球，氣球瞬間就變得不穩定。這也跟我們的身體原理一樣。

　　然而，如果我們透過維持擠壓的力道在氣球開口上，只讓少量空氣離開氣球，氣球將保持穩定更久。身體為了保持腹部壓力及脊椎穩定性，必需完全停止呼氣才行。概念上，就像我們得放置手指在氣球開口。有幾個不同的方法可以達成，一些舉重者使用憋氣方法或透過嘴唇的小洞慢慢吐氣發出噓的聲音，這兩種方法會使整個負重過程的腹內壓保持在較高的水平。

　　建議深蹲時，努責現象的呼吸方式請勿超過數秒鐘，以免導致血壓明顯上升、造成意識喪失及其他心血管傷害風險。儘管努責現象（即使維持很短的時間）確定能使收縮壓上升，對於一個

健康的運動員非常安全。對大多數人而言，血壓暫時升高並無害，
話雖如此，對老年人和任何有心臟病史的人都應謹慎小心。

＋ 重點精華

　　所謂適當的深蹲，重點在維持適當的脊椎穩定性。當我們結合核心肌
肉的協調能力並利用呼吸的力量，這將允許我們的身體產生更好的狀態，
適當地移動並安全地舉起更龐大的重量。

2.2 高槓位深蹲 ————————————

高槓位深蹲是現在年輕運動員首要學習的健身運動。透過進行這個技巧，運動員將培養出潛力舉起更大的重量，減少受傷風險。這跟你多努力推沒有關係，這跟訓練計劃寫得多好也無關，任何深蹲技巧瑕疵都會限制你最大的潛力。

舉起

成功的深蹲，第一個部分是在支架。槓鈴的高度應該設定大約在胸部高度。槓鈴設定太高或太低，會強迫舉重者不得不將自已放在危險的位置，只為了舉起和放回槓鈴。

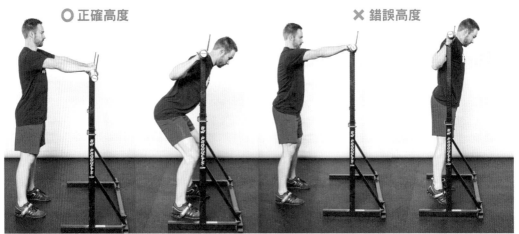

▲ 肩膀置於槓鈴下，注意手的高度，確認槓鈴緊靠在肩膀和脖子後方。

　　下一個階段，是讓在背部的槓鈴進入正確位置。讓肩膀置於槓鈴下，槓鈴緊緊靠在你的肩膀和你的脖子後方。肩胛骨後縮，上背部肌肉的收縮將出現一個宛如「架」的高度。槓鈴應該置於這個架的上方。

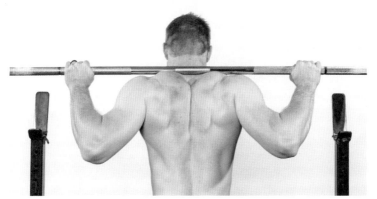

▲ 槓鈴抓握的方式是個人選擇，重點是將槓的重量安全地固定在背部。

　　槓鈴抓握的方式是個人選擇，有些人將拇指勾在槓鈴下方，而其他人保持在槓鈴上方（猴子握法），無論你選擇哪一種握法，手腕中立排列是理想的。手腕打直的方法可以將槓的重量安全地固定在背部，而不會對肘部施加太大的壓力。

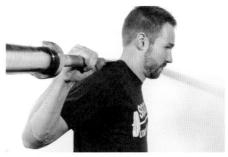

▲ 槓鈴抓握好，需將手腕中立。

把槓舉離支架，將自己置於槓鈴下方，雙腳掌大約與肩同寬。深吸氣核心用力，同時延伸你的髖部和膝蓋（兩腳壓力平均）。運動員經常在嘗試將槓舉離支架時雙腳前後錯開。如果槓鈴重量比較輕，這樣是比較容易移動。然而，一旦重量增加到較高程度，以這種方式將槓離開支架可能有風險。

常見選手在沒有核心控制的情況下扛摃離開支架，核心沒有控制是不容易產生足夠穩定性負重。例如，你不會看到很多選手在深蹲九百磅的時候用隨便的方式扛摃離開支架。巨大的重量將會當場壓垮選手。

下降階段

槓鈴深蹲與徒手深蹲原則大致相同，只有兩個原則調整，即腳的位置和呼吸機制，選手扛摃深蹲腳尖將會微向外，這樣可以讓一些選手蹲的更低同時維持穩定性。

以正確方式將槓舉離支架後，慢慢向後退三步到深蹲站幅。站幅寬度應當讓你感到舒適並且可以做完整動作。因此每個選手的站幅都會有一點差異。

接下來，需要確認足三角控制。腳底的足三角必需與地板均等接觸。如果做的正確，腳掌將會有完整的足弓。這會讓腳掌保持穩定，並像是紙片屋的底層支持身體其他部分。

下一步是製造髖關節外旋的扭力。透過收縮臀部，在髖關節產生扭力，使膝蓋與腳尖對齊。

有些教練會使用口令「膝蓋距離寬一點」。這個口令對很多運動員是有用的，尤其是那些在深蹲的時候膝關節會向內塌陷的選手。對於其他的人，這可能會導致選手姿勢不平衡，因此，必須依

個別情況使用。膝蓋向外推太多會導致腳掌轉向那一側，這就像足三角只用其中兩個來保持平衡。不管你使用哪種口令，要確保整個腳掌與地板接觸同時膝蓋與腳尖對齊。

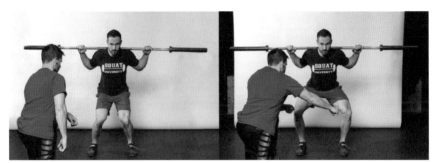

▲ 深呼吸讓氣進入腹部，核心用力，把臀部微向後推。

　　接著，做一個深呼吸讓氣進入腹部，核心用力如同麥克泰森準備要打你肚子一拳，最後是銜接身體後側鏈（臀部與大腿後側），同時結合正確的髖鉸鏈部位，把臀部微向後推，同時胸部向前。在做高槓位深蹲時，臀部的參與相當小。如果臀部向後太多，上半身自動向前。你會失去平衡。當臀部稍微參與，並確認身體處於平衡中，就可以開始讓臀部在腳跟上方直接下蹲。不需要思考該蹲多深，就蹲吧！

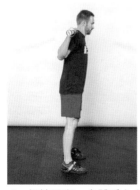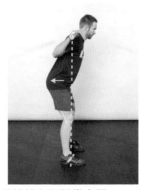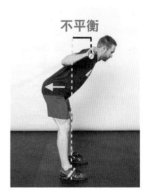

不平衡

▲ 保持平衡，身體重心必須維持在兩腳掌之間。

最低位置

為了在深蹲時產生有效的力量和爆發力，我們必需保持平衡，身體重心必須維持在兩腳掌之間，在徒手深蹲的時候，身體重心在靠近腹部中間，運動員的身體結構（身高、體重、腿長等）不同，位置也可能有些改變。

為了在徒手深蹲時保持平衡，上半身必須在膝蓋上方，微微向前傾斜。然而在槓鈴深蹲時，槓鈴成為我們的重心。因為是高槓位深蹲，上半身會相較直立些。

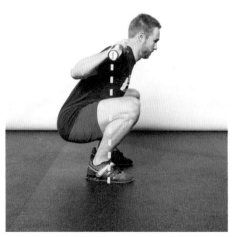

▲ 膝蓋最後超過腳尖來達成完整深度。

　　這項技巧改變會造成膝蓋最後超過腳尖來達成完整深度，這轉變平衡了股四頭肌和臀肌之間的負荷，這也需要運動員具備足夠的腳踝活動度。因為這個原因，腳踝僵硬的運動員經常在沒有額外負重時展現完美的深蹲技巧，在高槓位深蹲時就很掙扎。

　　高槓位背蹲舉通常蹲得比低槓位（通常是健力選手使用）低。在舉重競技運動（抓舉、挺舉），通常接到重量時在蹲得非常低。因此高槓位技巧，適用於舉重與全面強健運動（CrossFit）。

　　話雖如此，並不是所有的運動員都為競技舉重而訓練。因為這個原因，槓鈴深蹲並非總是要讓臀部坐到底。槓鈴深蹲的深度，需要依運動員參與運動類別的特定需求。每一位運動員應該至少達到大腿與地板平行高度，意思是臀部與膝蓋同高。

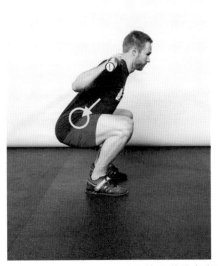
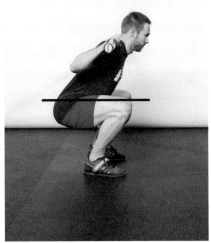

▲ 槓鈴深蹲的深度，需要依運動員參與運動類別的特定需求。

上升

　　深蹲上升時，保持平衡非常重要，從深蹲的最低點，臀部和胸部應該同時上升。

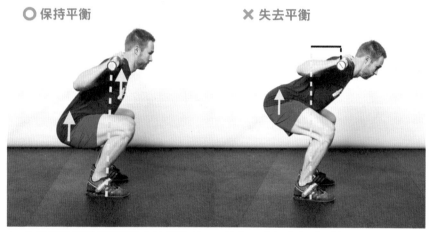

○ 保持平衡　　　　　　　　　✕ 失去平衡

▲　如果運動員臀部回彈沒有適當控制，可能在下背部失去穩定性。

　　頂尖舉重選手有時會在最低位置使用強力轉移。這一個技巧性動作能使運動員舉起更多重量。如果要嘗試這種強而有力的動作，這個技巧是必要的。過程中膝關節的排列必須維持。如果正確的執行，回彈將會感覺像彈簧釋放，以巨大的力量推動你向上。

　　在這個部份軀幹也必須保持穩定姿勢。通常沒有經驗的運動員會讓他們的背塌陷並彎向前。如果運動員嘗試從最低位置沒有適當控制的強力回彈，他有可能在下背部失去穩定性。當這個情況發生時，傷害的力量會立即回應到背部脆弱的結構上。

　　強力轉移的學習應該由經驗豐富的教練直接監督指導，如果做得不好，容易造成技巧的瓦解而且最終受傷。

高槓位深蹲動作要領

❶ —— 將槓鈴緊緊地貼在肩膀的上背部。

❷ —— 建立穩定的足三角。

❸ —— 在髖部產生外旋扭力（口令：收縮臀部）。

❹ —— 透過深呼吸同時憋氣來製造穩定的軀幹（口令：深呼吸和核心用力）

❺ —— 使用髖鉸鏈屈臀使後側鏈參與。（口令：臀部向後）

❻ —— 透過深蹲時槓位於腳掌中間的上方來保持平衡。

❼ —— 在上升階段臀部和胸部同時上升（口令：帶動臀部和胸部向上。）

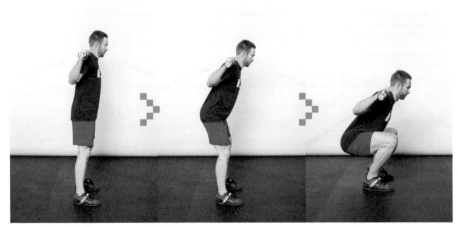

▲ 分解動作如 p.40-46 步驟圖說明。

2.3 低槓位深蹲

現在我們來討論低槓位深蹲。健力選手在場上比賽時，通常使用這種變化類型使他們能夠舉更重

舉起

正確地把槓鈴從支架移出是任何成功深蹲的第一步。如同高槓位深蹲和前蹲舉，槓鈴的高度應該設置在大約胸部高度。一般原則是槓放低一點，而非高一點。最糟的狀況是在你扛損和放回時必需踮腳。

接下來，我們需要把槓鈴正確的置於背部。進入槓鈴下方讓斜方肌與肩膀緊靠著。透過縮緊肩胛骨，收縮上背肌群，背上會出現「架」的高度。將槓鈴置於此「架」上，這個位置在高槓位下方約二至三英吋。如果你從來沒有做過低槓位深蹲，可能會感覺不舒服或奇怪。

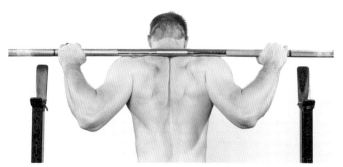

▲ 雙手抓握的寬幅應基於舒適性，必須有足夠的上半身活動度。

　　雙手抓握的寬幅應基於舒適性。大部份的健力選手是使用寬握（大約在平衡線凹槽），不過並不是每一個人都必須遵循。以標準握幅握槓（比肩稍寬）可以用在低槓位深蹲，但是還是必須有足夠的上半身活動度，當你胸／肩柔軟度不夠時握太窄，可能造成手肘關節的壓力增加。

　　現在將槓鈴舉離支架，雙腳平均站立在槓鈴下方（大約與肩同寬），核心用力且深呼吸。

　　當你準備好，透過驅動臀部、身體向上將槓鈴從支架撐起，雙腳稍微向後幾步，記得總是向後退離開支架。若向前踏幾步，代表你做完後要放回重量，這可能非常危險（特別是如果你疲勞而且舉很重），你可能無法清楚地看到架子凹槽安全地將桿放下。

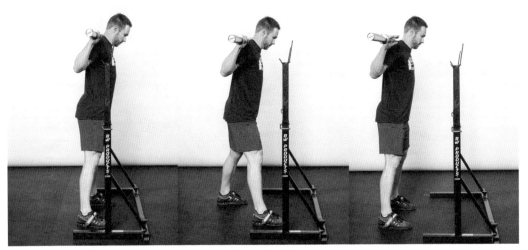

▲ 準備好，透過驅動臀部、身體向上將槓鈴從支架撐起。

　　一旦重量置妥於背部，就應該為你的深蹲建立穩定的基礎。隨時確保你能完全控制身體而且重量不會移動。

下蹲

　　在任何深蹲的站幅應該能讓你保持平衡且達到完整動作幅度。參加健力比賽的選手，使用低槓位技巧時通常用較寬站幅。基於個人解剖構造與活動度，腳尖向外角度每個人均有所不同。一般建議腳尖微向外（介於十至二十度）。

　　下一個階段是收縮臀部同時讓膝蓋對齊腳掌。再深吸一口氣到腹部，同時核心用力，彷彿你準備讓肚子被打一拳。最後一個步驟是銜接後側鏈（臀部與腿後腱肌群）。將臀部推向後同時胸部向前移，當臀部參與，就可以開始你的深蹲。在下降階段隨時保持控制，不要考慮在哪一個高度停下來，就蹲吧。

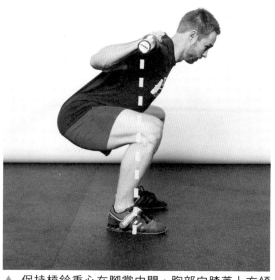

▲ 保持槓鈴重心在腳掌中間，胸部向膝蓋上方傾斜。

低槓位深蹲最低位置

雖然沒有兩個深蹲會看起來完全一樣，你仍然要讓槓的重心在腳掌中間（這是深蹲的絕對要領）。為了保持槓鈴重心在腳掌中間（現在槓鈴在較低位置），胸部會比起其他深蹲更加向膝蓋上方傾斜。依據選手的身體結構（身高、體重、腿長等），身體的傾斜角度也會有所不同。有一些選手身體會較為直立，而其他人可能非常傾斜。

在《肌力訓練聖經》（*Starting Strength*）書中，馬克 · 銳普托（Mark Rippetoe）解釋，大部分低槓位深蹲的平衡問題通常是由於身體過於直立。如果你深蹲感覺失去平衡，要確保你的臀部向後坐同時讓你的身體向前傾斜。

在這個深蹲最低位置不需要膝蓋向前太多。低槓位深蹲比起高槓位深蹲，後側鏈會有較多負荷（腿後腱肌群和臀部）。

你不需要有絕佳的腳踝活動度來做好低槓位深蹲，這就是為什麼健力選手經常穿著像經典的 Chuck Taylors 平底鞋，而不是墊高鞋跟的舉重鞋。

上升

深蹲的上升完全在於臀部驅動，從深蹲最低點，臀部必須驅動身體直直向上。為了防止槓鈴向腳趾移動，務必同時抬起胸部。如果沒有這樣做會導致臀部過分抬高而使軀幹持續向前。這樣通常會導致槓鈴向腳趾移動。這個姿勢在下背部造成傷害的力量，易導致受傷。

低槓位動作要領

❶ —— 將槓鈴緊緊地貼在中背部的架上，就在肩膀後側（下方後三角肌）

❷ —— 建立穩定的足三角

❸ —— 在髖部產生外旋鈕力（口令：收縮臀部）

❹ —— 透過深吸氣同時憋氣來製造穩定的軀幹（口令：深吸氣和核心用力）

❺ —— 髖鉸鏈使後側鍊參與（口令：臀部向後）

❻ —— 透過深蹲時槓位於腳掌中間的上方來保持平衡

❼ —— 推動臀部向上使身體由最低姿勢升起（口令：帶動臀部與胸部向上）

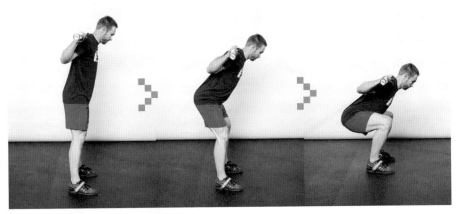

▲ 分解動作如 p.48-52 步驟圖說明。

2.4 前蹲

儘管背後深蹲被封為「運動之王」，前蹲的重要性通常緊追在後，與其他槓鈴舉重一樣，經常做得不正確。

舉起

完美前蹲的第一步始於支架。首先，將槓放在肩膀高度。缺乏經驗的運動員經常將槓放在支架上太高的位置，迫使運動員必須過度延伸身體才能將槓舉離支架。雖然很多人在一開始沒甚麼感覺，一旦嘗試負重深蹲時可能會帶來危險。

下一步將槓正確地放在肩上。首先依肩寬抓握槓。舉重選手與全面強健選手（CorssFitter）使用與槓鈴挺舉一樣的抓握。由這個姿勢將自己置於槓下，同時將胸部向天花板挺起，手肘應該一起抬到最高位置。

如果做得正確，這會在肩膀和胸部上方形成一個讓槓停留的「架」。這麼做也會增強上背部的強韌度，這會幫助你在整個舉起過程中保持挺直的軀幹。手肘放低會導致駝背，這將大大增加在舉重過重時將重量掉落的機率，同時也容易受傷。

若是因為肩膀與胸椎有活動性問題的選手，而無法將手肘提高，可以將手指擺在槓上並將手掌張開來達到高手肘位置。

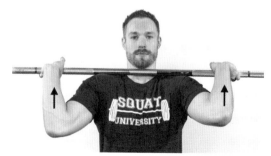

　　這會使重量在肩膀上面保持平衡。前蹲新手經常在活動度不足的情況下，嘗試保持抓握，一段時間之後，這會導致手腕與手肘不必要的壓力，也導致在舉重過重的情況下造成疼痛與最終造成傷害。

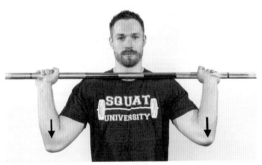

▲ 將槓舉離支架，胸前置於槓下方且雙腳分開至肩寬。

　　現在將槓舉離支架。將自己置於槓下方且雙腳分開至肩寬，深吸一口氣同時核心用力，同時延伸你的臀部與膝關節（雙腳平均用力），與槓一起升起。

　　把槓舉離支架前，先將胸部充滿氣並核心用力，這非常重要，特別是深蹲舉很重的時候。這個深吸氣技巧能使放在胸部上的重量感覺變輕，深吸氣來穩定核心能讓你舉起很重的重量也不會將自己折成兩半。

　　和高槓位背蹲舉一樣，前蹲也是眼睛看向前方或微向上方。這能避免在舉重過程中於頸部造成傷害性的壓力。

下蹲

　　將槓安然地牢牢靠在肩膀上，慢慢且穩定地向後退三步，雙

腳置於舒適且穩定的姿勢，雙腳的放置應該與高槓位背蹲舉非常相似，腳尖可以微微朝外，站幅應是舒服的寬度。每位選手依據個人的身體結構與活動度，會有些微不同的站幅。

在蹲下之前，雙腳先建立適當的根基，接下來，收縮臀部以使膝蓋與腳趾頭對齊，深吸一口氣進入腹部以穩定背部並同時將核心用力。

要在前蹲中做出正確的髖鉸鏈，只需將臀部微微向後，就能啟動我們身體的動力來源（後側鏈的臀部）。臀部稍微向後推動，槓依然維持在雙腳中央上方，身體會更能保持平衡，向後的動作程度會比高槓位背蹲舉少得多。

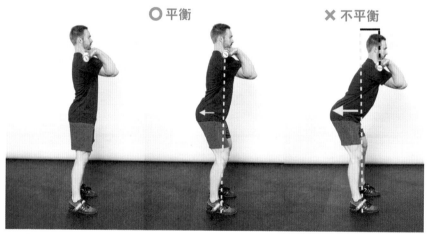

▲ 在前蹲中做出正確的髖鉸鏈，需將臀部微微向後。

在前蹲時膝蓋必須先動作，這是一個誤解。這項誤解可能會導致選手的膝關節承受過大壓力，變得失去平衡，並阻擋他或她負重的潛力。在臀部後推過程中，雙膝仍保持微彎。但是膝蓋不應該一開始就向前推。

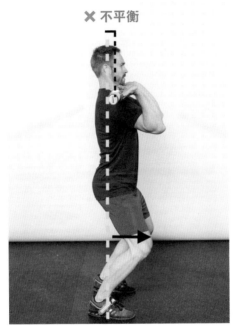

▲ 臀部後推時雙膝保持微彎。

最低位置

　　前蹲的最低位置與高槓位背蹲舉非常相似，軀幹要保持非常挺直，才能使槓維持在肩膀上。

　　前蹲深度取決於選手的專項運動與目標需求，舉例來說，比賽的足球員或棒球選手只需要蹲到大腿與地面平行的高度，這代表臀部與膝蓋同高。

　　對舉重選手與全面強健（CrossFit）的競賽選手來說，臀部必須蹲到最低程度，這使選手具備他們在深蹲位置時，進行上搏與抓舉所需的力量。

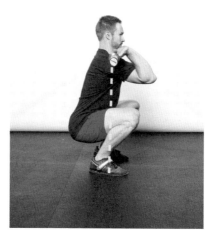

▲ 深度深蹲時膝蓋會向前超過腳趾。

　　這種深度深蹲的位置，最終會使膝蓋向前超過腳趾。如我們之前文章討論過的，只要做到以下兩點，身體便可以承受這種膝蓋向前超過腳趾的壓力。第一、膝蓋不能過早向前超過腳趾；第二、必須有正確的訓練過程讓膝蓋還原。比起膝蓋「是否」超過腳趾，我們更需關注膝蓋「何時」超過。

上升

　　一旦我們建立好穩定的最低位置，就可以開始上升。上升最重要的是保持良好挺直的軀幹。通常無經驗的選手在這個階段會讓背部呈圓拱形。

　　通常教練在上升時會用口令使手肘保持往上，這是一個不錯的口令，我們同時需要提示選手將胸部向上挺直。一個好的前蹲必須同時具有高手肘與直立的軀幹，沒有提示這兩點會導致一個圓拱的上背以及最終會受傷。

❯❯ 前蹲要領

❶ ── 將槓安全地放在胸部與肩膀上，手肘抬高

❷ ── 建立穩定的足三角

❸ ── 在髖部產生外旋扭力（口令：收縮臀部）

❹ ── 深吸一口氣並憋氣來製造穩定的軀幹（口令：深吸氣和核心
用力）

❺ ── 髖鉸鏈使後側鍊參與，保持軀幹直立（口令：臀部向後推一
點點就好）

❻ ── 深蹲時透過槓位於腳掌中間的上方來保持平衡

❼ ── 保持挺直的胸部並且手肘舉高（口令：胸部往上直推）

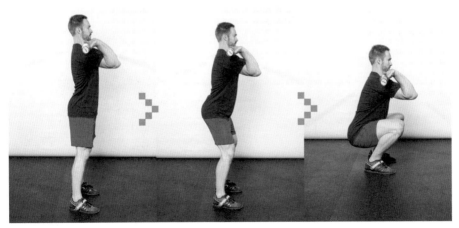

▲ 分解動作如 p.54-58 步驟圖說明。

2.5 過頭深蹲

在上個世紀，過頭深蹲主要是競賽舉重選手在操作。奧林匹克舉重教練用過頭深蹲作為初學者的學習進階過程，過頭深蹲被使用來增強槓鈴抓舉的最低位置。

自從全面強健（CrossFit）近年崛起，過頭深蹲的運用變得更加廣泛，已變成許多運動的經典訓練項目，並且成為一項競賽。要正確地做出這項舉重，選手必須具備高程度的協調性，平衡感與活動度。

槓鈴還是塑膠水管？

無經驗的選手或年輕的孩童第一次練習過頭深蹲，使用槓鈴可能會太重。因此，重量較輕的塑膠水管或掃把皆可替代使用。

要在沒標記的塑膠水管上找到正確的抓握點，試試以下的簡單方法：站直並將手肘向外張開，手臂應該呈現 90 度的 L 形，測量右手與左手間的距離，然後在塑膠管上標示此距離，在過頭深蹲抓握時將食指放在這條線上。

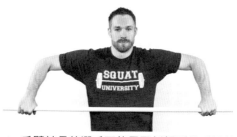

▲ 手臂較長的選手可能需要抓握到幾乎槓鈴的兩端。

初使用槓時，選手通常抓握在距離槓兩端幾吋距離的位置，這與槓鈴抓舉的抓握相同，手臂較長的選手可能需要抓握到幾乎槓鈴的兩端，靠近安全扣環，手臂較短的選手可能只需要抓握槓鈴的平衡線。

準備

　　首先，將槓鈴置於上背部，這與高槓位背蹲舉的起始姿勢相同。將槓正確地舉離支架後，你需要將重量舉高到頭上方的位置，這可用好幾種方式來做，取決於槓鈴上的重量以及舉重選手的個人偏好。

　　選手第一次練習如何做過頭深蹲時，多數教練會教一個簡單的借力推舉把槓鈴舉到頭上方位置。一旦重量增加到很重的負荷，對有經驗的舉重選手會推薦做借力急推或分腿急推。

　　開始借力推時，手肘位於槓下方，這使你的手臂在有力量的位置將槓鈴往上推舉，雙手應置於抓舉寬度。

　　接下來，深吸一大口氣並憋住，核心用力，彷彿你的腹部被打一拳，然後快速微蹲後立即向上將槓鈴推至頭部上方。

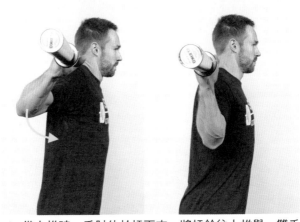

▲ 借力推時，手肘位於槓下方，將槓鈴往上推舉，雙手置於抓舉寬度。

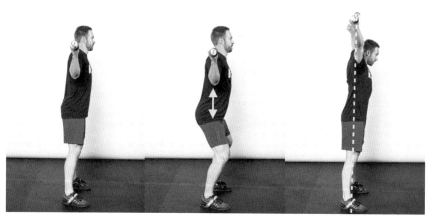

▲ 垂直快速微蹲，記得保持軀幹挺直。

　　臀部垂直下蹲幾吋，同時保持軀幹挺直，提醒垂直快速微蹲的常用口令是：想像背部在牆上往下滑的感覺，如果臀部在快速微蹲時向後推會造成胸部往前推，這會造成槓鈴向前推動而形成不佳的過頭位置。

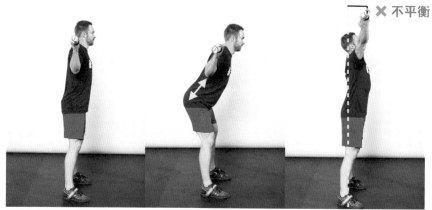

▲ 快速微蹲完成，運用髖、膝、踝，將槓鈴往上直推。

　　在控制良好的快速微蹲時，膝蓋應保持正確地對齊腳尖。這會

在推動時讓足夠的力量由腳傳送到手臂。如果快速微蹲時膝關節往內塌陷，你雙腳向上推動的力量會受到限制。

快速微蹲完成之後，藉由爆發性的伸髖、膝、踝，將槓鈴往上直推。槓鈴應該會穩定地落在頸後頭部上方。

你的頭部可以微向前一些保持這個穩定姿勢。注意頭部不要向前太多，這會使胸部前傾過多而導致你失去平衡。

要讓頭上方的槓鈴保持在固定位置，手肘應該完全打直鎖住。如果手肘沒有完全打直，很難使槓鈴保持不晃動。

在過頭位置，槓鈴應置於掌心，手腕應微微伸展。這種穩定的姿勢才不會使手腕關節承受過多壓力。在過頭深蹲中，不要保持手腕中立。

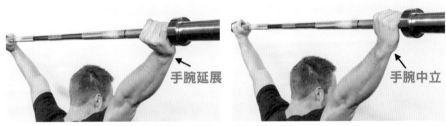

▲　在過頭位置，槓鈴應置於掌心，手腕應微微伸展。

確保視線向前方看或稍微向上看，這使頸部在中立位置並減少不必要的壓力。過度地向上看或向下看你的腳會使你失去平衡。

下蹲

一旦你頭上的槓鈴穩定住，就可以開始下蹲了。臀部微向後推，銜接後側鏈。開始深蹲時，想像將臀部坐向腳跟，提醒自己注意臀部不要推動太多，否則容易造成失去平衡。要控制下蹲直

到完整的深度。

槓鈴應一直保持對齊腳掌中央上方來平衡和穩定，正確的技巧很重要，一個閃神就可能造成傷害。任何時候如果舉起槓鈴時感覺不穩定，將槓鈴向前或向後推，丟到地板上。比起失控受傷，這兩種方法是絕對安全的。只要是做過頭深蹲，我都建議使用包膠槓片，同時注意你周遭的環境。

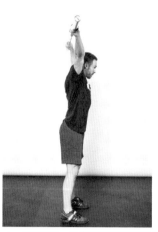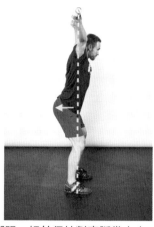

▲ 深蹲時，想像將臀部坐向腳跟，槓鈴保持對齊腳掌中央。

最低位置

在深蹲最低位置，膝蓋應該要可以超過腳趾，讓你在槓舉過頭時能保持理想的驅幹挺直。

上升

上升時，臀部與胸部應該同步上升，如果臀部上升太快且胸部在前，槓鈴會往腳趾偏移，可能會讓重量掉落。

一旦你呈穩定站姿，慢慢地控制將槓鈴下降到你上背肌的「架」。讓槓鈴太快落下會造成嚴重的頸部傷害，若重量很重，快速微蹲能減緩接收槓鈴的力道。

過頭深蹲要領

❶ —— 建立安全的起始位置，槓鈴應該放在上斜方肌（與高槓位背
　　　蹲舉相同），手肘在槓鈴下。

❷ —— 深吸一口氣並憋氣來製造穩定的軀幹（口令：深吸氣和核心
　　　用力）

❸ —— 微微控制地進行快速微蹲與上推將槓鈴推到過頭位置（口令：
　　　背部貼牆往下，用力向上推動）

❹ —— 穩定槓鈴（口令：雙手向天花板推進並打直鎖住手肘）

❺ —— 稍微髖鉸鏈，結合後側鏈。

❻ —— 整個深蹲過程槓鈴都保持在腳掌中央上方以維持平衡。

❼ —— 上升時臀部與胸部同步升起。

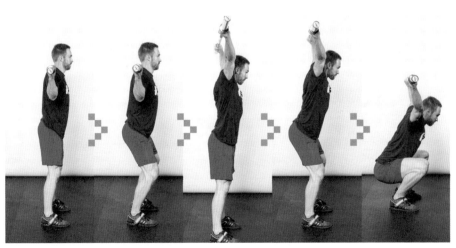

▲ 分解動作如 p.60-64 步驟圖說明。

CHAPTER 3
各個關節概念
The Joint-by-Joint Concept

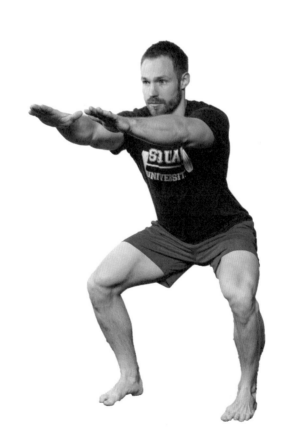

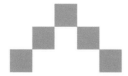

　　這章裡，我們要談一個有關了解人體最引人深思也最具影響力的觀念：「相鄰關節假説」。在開始之前，我先聲明這個觀念不是全新的也不是我自創的。物理治療師葛瑞 · 庫克（Gray Cook）以及功能性訓練專家麥克 · 波伊爾（Mike Boyle）根據自身觀察以及訓練選手的經驗衍生出此假説，兩位專家之前已經寫了很多這觀念的文章，我非常推薦大家去讀他們更深入的內容。

　　這簡單而直接的假説顛覆了教練、醫療人員與運動員看待人體的方式。這種哲學影響了我身為一個物理治療師對待與治療運動員的方式。我想在此分享「相鄰關節假説」，我也會討論這與深蹲的關聯。

　　人體活動非常地複雜，複雜到像一個交響樂團由幾百個同時發生又互相交錯的肌肉活動組成。有些肌肉產生活動，而有些則負責穩定與避免活動。就像交響樂團能和諧地變換節奏與發出聲響，我們的身體也必須以協同方式動作與移動。

　　每個身體關節都有其特定功能與目的來促使有效率的動作發生。在這一系列堆疊的關節中，有個趨勢是靈活的關節在穩定性關節上移動。透過了解每個關節所需要的，我們可以把這些點連結起來，理解身體如何協同工作來產生有效率的動作。

　　首先讓我們先定義兩個描述身體活動的術語：

- 靈活度：描述關節可以在全幅度中自由移動的能力，用白話説就是在某區塊內活動的能力。
- 穩定性：描述關節可以抵抗移動的能力，這就是可以在某區塊內控制活動的能力，穩定性也可説是肌肉控制的同義詞。

我們將相鄰關節假説裡各關節的主要需求做個簡單的説明：

- 足底 = 穩定性

- 踝關節＝靈活度
- 膝關節＝穩定性
- 髖關節＝靈活度
- 下背部＝穩定性
- 胸椎＝靈活度
- 肩胛骨＝穩定性
- 肩關節＝靈活度

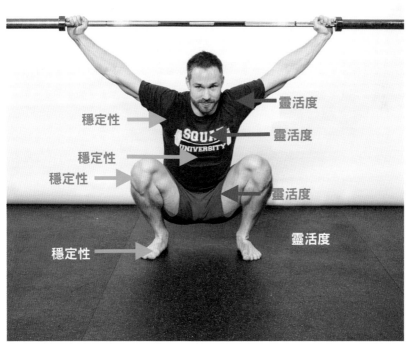

▲ 深蹲時需注意身體部位的靈活度與穩定性。

　　這些標籤是根據我們長期觀察到的共同傾向、模式與問題。我們看到受傷的運動員都有相似的靈活度與穩定性問題。由實務經驗中得出的強烈共識是，當身體某部位無法恰如其分地展現靈活度與穩定性，動作會瓦解且傷害將接踵而至。

- 足底在活動中容易不穩定，穩定性提高與肌肉控制能力。英國運動醫學期刊的最近一項研究發現，腰腹核心肌群控制與穩定下背部的角色與足底小肌肉群相同。這種控制製造了人體運動如深蹲所依賴的足底穩定性。雖然一雙合適的鞋子對提升運動表現與減少受傷機會有一定的重要性，我們無法否認所有人都能從提升的足底穩定性獲益。當足底穩定性不足時，會直接影響到踝關節

- 踝關節將受益於靈活度與柔軟度的提升。我們發現許多受傷的運動員伴隨有腳踝僵硬並失去柔韌性，特別是足背屈活動受限（深蹲最低時膝蓋向前超過腳趾）。踝關節靈活度不足可能會直接影響上面（膝關節）與下面（足底）的活動。

- 膝關節將很明顯地受益於穩定性的提升。當我們深蹲到最低時，膝關節需要足夠的靈活度。不幸地是我們發現膝關節疼痛的運動員往往是膝關節穩定性不足，特別在深蹲時。當蹲、跳、跑、急轉時，我們需要能穩定控制膝關節。膝蓋需要保持正確地對齊（穩定性）來避免受傷。很多傷害的發生是由於膝關節內塌而沒有對齊腳尖的方向。

- 髖關節容易變得緊張僵硬，因此將受益於活動度的提高。如果髖關節失去活動度，將會直接影響到上面（下背部）與下面（膝蓋）的關節。我們發現，常見的下背部疼痛都是由於髖關節活動度不足造成的。因此，無論你做再多的核心訓練，只要髖關節活動度的問題沒有解決，下背部疼痛問題就

無法減輕。

- 下背部（腰椎）需要穩定性。但我們常見到下背部失去穩定性。這會導致身體代償作用，引發僵硬，力量輸出減少，還有疼痛。深蹲必須有穩定的下背部，否則你可能會受傷。認真思考一下：並非做大量的平板支撐與仰臥起坐就能帶來穩定的下背部。力量不等同於穩定性，有力的核心與穩定的脊椎能避免過多的移動。

- 上背部（胸椎）需要活動度。這塊區域與肋骨一同包覆人體重要器官，本身就非常穩定，但是上背部依然能受益於提升的靈活度與柔韌性。許多人整天長時間坐著工作，玩電腦玩手機，胸椎容易變得緊張僵硬，絕大多數的美國人姿勢不良，不良姿勢將限制你完成高階訓練動作的能力，像是過頭深蹲、抓舉與急推。同時，肩部夾擠綜合症與其他肩部傷害的風險也會增加。

　　這過程不停地在身體內交換發生。穩定關節堆疊在靈活關節之上，當靈活關節喪失靈活性，其上方或下方的穩定關節會喪失穩定來代償，這時身體就會受傷。簡明的相鄰關節假說使我們更深入地了解身體。

　　最近，我們發現運動員訓練方式與受傷後的復健方式有明顯的改變。在過去，訓練與復健的模式僅僅著重在單一身體部位。基本上，過去以微觀方式看人體。自從健身運動開始風靡，許多人都想看起來像阿諾史瓦辛格，運動員會把訓練「背部與二頭肌」或「胸部與三頭肌」加入計畫中。這心態很明顯地認為更強更大的肌肉能提升運動表現，背部受傷的運動員會找復健師治療，躺在床上時還做好幾小時的核心運動，很少有治療師會想到腳踝靈活度不足與核

心穩定度不足相關。現在，更有智慧的想法終於出現了，訓練動作而非肌肉的口號開始滲入運動訓練與復健的世界。

今天的運動員用爆發上搏和後蹲舉來訓練爆發性動作。在幫助背部受傷病人復原時，物理治療師會花很多時間教導核心穩定的概念，而不是教導深蹲或弓步蹲。現在我們已經了解，要治療身體某受傷部位，同時必須評估疼痛部位上方與下方的關節。我們開始發現巔峰表現與受傷之間的重要關鍵：活動是整體性的，現在終於可以拿開顯微鏡而使用人體動作檢視鏡來看。

最近我在幫助一位膝蓋疼痛（所有運動領域中運動員的共同傷害）的全面強健運動員。她跑步時不會痛，她跳繩不會痛。但是她槓鈴深蹲、抓舉或手槍深蹲會痛。

第一次會面時，我請她做兩項簡單的徒手動作。深度徒手深蹲與完整深度的手槍深蹲。我馬上發現她基礎動作的瑕疵。簡單來說，她沒有好的深蹲技巧。在她徒手深蹲時，她腳趾向外太多，而且在最低位置時膝蓋微向內塌。她的手槍深蹲更糟，根本無法蹲到臀部與地平行而不膝蓋內塌。

一看就知道這位運動員的疼痛是動作問題造成的。用相鄰關節假說來看這瓦解的動作模式，我們發現好幾個問題都是相關聯的。

- 僵硬的腳踝
- 不穩定的膝關節
- 靈活度不足的髖關節

這些不足組合起來導致了膝蓋疼痛。相鄰關節假說最重要的是讓我們打開了檢視身體的方法。如上述膝蓋痛的全面強健運動員，許多教練可能只會專注在單一膝蓋問題，醫師會開止痛藥並吩咐她休息，接下來，治療師會開出一堆泡綿滾桶按摩、伸展以及冰敷膝關節。聽起來很熟悉嗎？

　　即使我們了解到膝關節不穩定的問題，而開始訓練穩定性，這效果會很短暫。這樣訓練出來的穩定性，當她再次做深蹲、上搏或抓舉時都沒有幫助。除非腳踝與髖部靈活度不足的問題被解決了（在上方與下方的關節），膝蓋永遠不會完全穩定。葛瑞 · 庫克（Gray Cook）在《動作》（Movement）一書中寫到：「不是找出哪個先，是雞還是蛋，你必須兩個都抓住，否則一個也無法處理。」

　　讓我們回到這章一開始的比喻：身體活動就像一個精巧的樂團由許多音樂家同步和諧地彈奏樂曲。我們通常對疼痛的反應就像告訴演奏難聽的小提琴手別再彈奏了，疼痛就像難聽的樂器，是警告我們有哪裡不對勁了。在檢視髖部與腳踝之前，因為膝蓋痛就服止痛藥與冰敷，就像是將樂團中演奏不好的某部分靜音一樣，最後你還是沒能解決問題。音樂家們的演奏還是不和諧，你只是讓他們停止彈奏來掩飾。

　　藉由確知每個關節都扮演其特定角色，我們可以用系統性的方式理解動作分解以及為何產生傷害，這樣一來我們既可以消除疼痛又可以將動作與表現能力發揮到最高極限。我鼓勵你們由整體去看，處理疼痛時，檢查疼痛上面與下面的關節，你的發現可能會使你很訝異。

CHAPTER 4
腳掌穩定
The Stable Foot

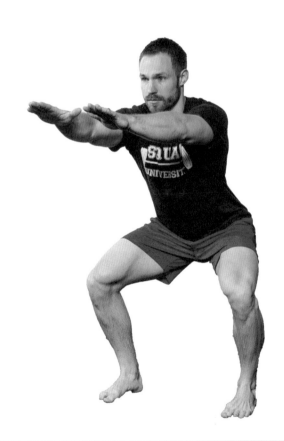

　　本章將討論一個多數人都不太了解的主題，我們要來談你的腳。我們的腳是每一個功能性動作的根基，他們為身體其他部分的活動提供了穩固的平台。

　　我經常看到運動員沒有正確地使用他們的腳掌，許多教練與治療師也沒有理解到在動作時腳掌的重要性。不管是深蹲、弓步、跑步或跳躍，穩定的腳掌為身體其他部位提供了有效與力量的平台。

　　因此，建立對腳掌的了解非常重要。首先，要了解腳掌的特性就是活動的。腳上有超過 25 根骨頭分布在四個不同的關節，這使我們能做許多動作，因此肌肉的角色應該是穩定性；第二點，當我們將很重的槓鈴舉離支架時，我們希望靈活的腳掌能瞬間穩定。

　　深蹲時，我們需要腳穩定且維持自然的足弓。當我們觀察足弓，發現它的活動與其他下半身的互相關聯。如果腳踝、膝蓋、髖部向外轉，整個足底會呈現完整的足弓。當腳踝、膝蓋、髖部向內傾倒，足底因此會塌陷，足弓也會攤平。

　　在開始深蹲之前，我們可以藉由使髖部與膝蓋保持在一個良好的位置來調整腳掌的定位。這就是之前章節所提相鄰關節假說中相互連結的下半身活動。如果身體活動的其中一環瓦解，整個結構都會受到影響。

　　當我們創造一個良好的足弓，就形成了所謂的足三角。足三角由腳跟、腳拇趾的根部與第五腳趾的根部三點構成。腳掌基本上就像是三輪摩托車。深蹲時我們的目標應該是維持足弓並將身體重量平均分布，就像是三輪摩托車。當三個輪子都與地面接觸，我們會更有力

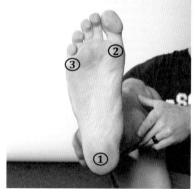

▲ 足三角由腳跟、腳拇趾的根部與第五腳趾的根部三點構成。

量。當一個輪子離開地面或車子底部露出，將會失去力量造成摩托車傾覆。當腳掌姿勢不良（足弓塌陷），會失去穩定性與力量。

　　在家試試看這簡單的測驗，脫掉鞋子並展開深蹲站幅。光腳時我們應該都能使腳尖朝向前？注意在什麼姿勢時腳掌會向內？你有把重量平均分布在三個點上嗎？足弓還完整嗎？還是早已塌陷？重點是注意到腳掌是如何動作。

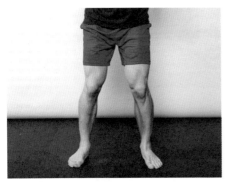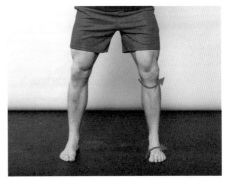

▲　腳掌要穩定，需縮緊臀部肌肉並將膝蓋向外側推。

　　從這個姿勢開始，縮緊臀部肌肉並將膝蓋向外側推，同時保持大腳趾貼在地面上。注意你腳掌現在的姿勢。有什麼改變嗎？藉由穩定膝蓋位置，我們自然地將腳帶到良好的姿勢。

　　深蹲時，不只要將膝蓋對齊腳掌，還要盡量維持好足弓與足三角。保持腳掌有力且穩定，不讓足弓塌陷。注意到這個感覺嗎？你的深蹲應該感到更穩定。

　　如果你徒手深蹲可以通過這測驗，再試試做手槍蹲。手槍蹲會比徒手更具挑戰性。測驗的目的是在徒手與手槍蹲時，提高我們對腳掌的動作意識。每位運動員，無論何種腳型，最好能做到赤腳的雙腳與單腳深蹲並保持腳的穩定。

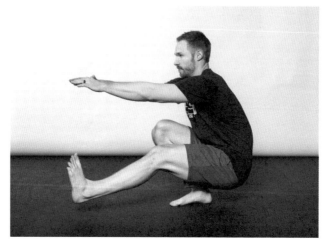

▲ 手槍蹲會比徒手更具挑戰性。

　　一旦我們使運動員採取更好的腳姿勢，許多其他動作問題自然
會改善。身體開始自動採取更好的姿勢，因為現在動作是來自一個
穩定平台。如此一來，我們不但提升動作品質，同時還減少疼痛並
且提升運動表現。這一切都始於穩固我們的基礎

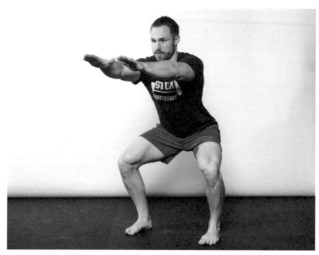

▲ 透過建立深蹲的穩定基礎動作，如此才能提升動作品質。

CHAPTER 5
腳踝活動度
The Mobile Ankle

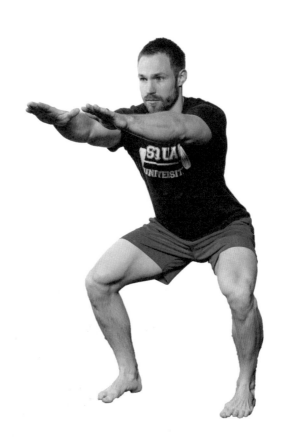

5.1 檢視腳踝僵硬

　　上一章中，我們討論到如何建立足三角以確保深蹲由下而上時的穩定性。如果你還記得相鄰關節假說，穩定的腳掌是靈活腳踝的根基。

　　即使偶爾有踝關節疼痛，腳踝本身是穩定的關節，也容易變的僵硬，失去靈活度。因此腳踝的角色是動作與靈活度，當腳踝無法活動時，它會影響到身體其他部分，下方的腳會變得不穩定，因此自然的足弓會塌陷，上方的膝蓋也會變得不穩定。深蹲時，不穩定的膝蓋常會搖晃且向內塌。這些僅僅是不靈活的腳踝會帶來的立即影響。最終，僵硬的腳踝將對全身其他部位帶來負面的影響。僵硬的踝關節能破壞整體運動模式。

　　要做到完整深度的深蹲，身體需具備某程度的腳踝靈活度。除非是做低槓位深蹲，膝蓋必須能向前超過腳趾。這個向前的膝蓋作來自於腳踝，稱為足背屈。你可以在脛骨側劃一條線，在腳外側畫另一條線來測量足背屈。角度越小或越近，運動員就有越好的足背屈能力。大多數足背屈不足的運動員會遇到困難。

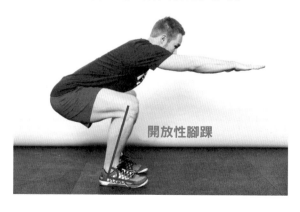

開放性腳踝

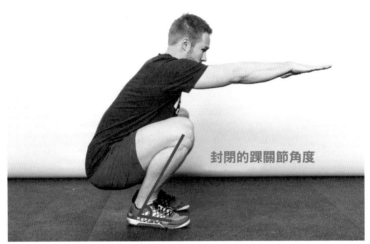

▲ 僵硬的腳踝通常是深蹲問題背後的元凶。

　　僵硬的腳踝通常是深蹲問題背後的元凶。你深蹲時，是否無論如何努力使腳趾向前，你的腳掌依然向外張開？你是否能在抓舉或上搏時於最低位置保持挺直？你做手槍深蹲時，膝蓋是否經常內塌？所有這些動作問題都與不足的腳踝靈活度有關。

　　我想介紹一個測試腳踝的簡單方法。這項測驗能告訴我們腳踝是否具備完整的靈活度，或動作問題是由身體其他部位造成的。

　　這檢測稱為高跪姿足背屈測驗。研究中已無數次使用來測試腳踝靈活度。物理治療師，麥克 · 雷諾（Dr. Mike Reinold），推薦使用來檢測腳踝靈活度，因為這測驗提供可靠的結果且不需要透過專家。

　　找一面牆，脫掉鞋子，儘量靠近牆壁呈跪姿。用尺測量大腳趾距離牆壁五英吋的位置。從這個位置膝蓋往前推，儘量讓膝蓋碰到牆壁。足跟必須保持在地板上。

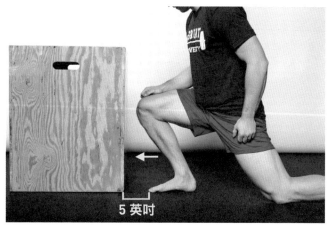

5 英吋

▲ 靠近牆壁，脫掉鞋子，跪姿，檢查下表動作。

■動作檢查表：

	及格	不及格	
	膝蓋在五英吋或更遠處可以碰到牆壁	膝蓋無法在五英吋處碰到牆壁	
	腳跟保持在地板上	腳跟離開地板	
	膝蓋與腳掌對齊	為了碰到牆壁，膝蓋向內塌陷（膝外翻）	
	無疼痛	疼痛	

　　你的「及格」欄位有打勾嗎？如果你能在距離牆壁五英吋處碰到牆壁，同時保持膝蓋與腳對齊，你具備了足夠的腳踝靈活度。如果你的「不及格」欄位有打勾，表示足背屈靈活度不足。這可能是軟組織受限，或是關節靈活度問題，或兩者皆是。

　　經由相鄰關節假說，我們學到不同的方式來檢視人體。一定要先檢視動作，如果你的單腳或雙腳深蹲有問題，我們可使用不同的工具（例如高跪姿足背屈測驗）找出原因，解決了腳踝靈活度問題，我們就能提升所有動作品質。

5.1 關節受限或軟組織受限？

現在討論腳踝靈活度測試的結果。做完測試後，你注意到什麼了嗎？你及格了嗎？如果你不及格也別擔心。你是眾多腳踝僵硬的運動員中的其中一個。了解造成腳踝僵硬的不同原因很重要，如此才能適當的處理問題。沒有一種單一方法可以解決所有人的腳踝僵硬問題。

僵硬踝關節主要是兩種原因造成：
1. 關節活動度受限
2. 軟組織受限

關節活動度受限

關節受限可簡單定義為踝關節的骨頭之間失去空隙。實際上，他們彼此之間不再正確地相互活動。骨刺或關節不正常鈣化是造成這類阻礙的主因之一。通常發生在受傷之後，例如曾經扭傷腳踝。老化也能造成骨頭的阻礙。

關節受限經常造成腳踝夾擊綜合症。做腳踝靈活度測試時，常會在腳踝前側有「擠壓」或「阻礙」的感覺。

在物理治療師傑‧狄卡利（Jay Dicharry）的著作《跑者解剖學》（*Anatomy for Runners*），用了完美的

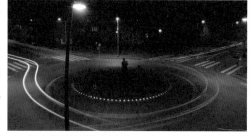

▲ 開車經過環形交叉路口時，車子無法直直地穿越路口。

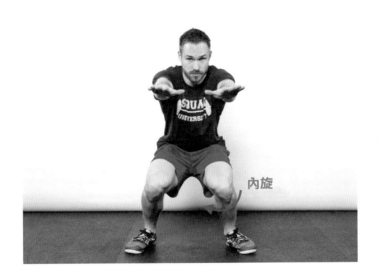

比喻來形容這類限制如何改變我們的動作模式。如果你曾開車經過
歐式環形交叉路口，你知道你無法直直地穿越路口。你必須繞過中
央的圓環。

　　具備完整靈活度的腳踝能使脛骨在腳上自由的活動。把這想
像成一輛車子本來能直接穿越路口，骨頭阻礙就像環形交叉路口的
圓環。現在當車子經過路口時，必須繞著圓環才能通過。我們的下
肢必定會脫離正軌而內塌。當下肢繞過骨頭的阻礙，膝蓋會被向內
拉，動作就會瓦解。

　　如果你沒有通過腳踝靈活度測試，且在腳踝前側有「擠壓」或
「阻礙」的感覺，你也可能有骨頭阻礙。我們可以用腳踝靈活度運
動來解決這類僵硬。

軟組織受限

　　踝關節的軟組織受限包括了肌肉（腓腸肌、比目魚肌、脛後肌）與筋膜，這些構造在一段時間之後會變得僵硬與不靈活。舉例來說，一個缺乏運動的生活方式或是穿高跟鞋常造成這些肌肉僵硬與緊縮。

　　筋膜，是一種結締組織，綿延貫穿全身。筋膜像是蜘蛛網由頭部上方橫跨至足底，他包覆著骨頭、肌肉、內臟、神經……幾乎所有的身體部位！

　　當我們經常活動並保持良好姿勢，包覆肌肉的筋膜會保持柔軟有彈性。當你由顯微鏡下看筋膜，它呈現出編織整齊的狀態，這編織的設計能使身體軟組織流暢地滑動。

　　缺乏運動與不良動作會破壞這個編織模式，原本整齊的排列會變成像被兩歲孩子用蠟筆亂塗鴉過，不光是筋膜纖維排列變得亂七八糟，它們還失去延展性且無法流暢地滑動了，自然的柔軟度會被限制，同時動作也受到阻礙了。

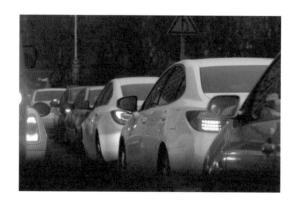

　　之前我比喻過骨頭的阻礙像是環狀交叉路口的圓環,那麼軟組織受限就像是交通阻塞。當膝蓋想向前超過腳趾時,他遇到阻塞然後就停止了。當這發生時,身體會做以下兩項的其中一項。

　　第一、膝蓋停止往前,這時身體其他部位必須移動。這就是我們見到舉重者駝背才能深蹲得更低。另一種選擇更糟糕。膝蓋會採取最小阻力的內塌姿勢。這就像車子為了繞開塞車去走越野路段。當腳踝內塌,他也會使膝蓋內塌。相同地,動作瓦解了。

　　這類型限制通常在作腳踝靈活度測試時,會感覺到小腿或阿基里斯腱很緊。如果你就是這種情況,我們之後會談到兩種不同方式來解決:伸展與滾筒按摩。

5.3 靈活度改善

現在有很多提升腳踝靈活度的方法，這裡想介紹一些我喜歡在三步驟解決腳踝僵硬使用的方法：

1. 靈活度運動
2. 滾筒運動
3. 伸展

踝關節活動

第一個需要解決的部分應該是關節靈活度受限。在腳踝靈活度測試中，腳踝前側「擠壓」或「阻礙」的感覺通常表示了這類型的限制。透過傳統的伸展與滾筒按摩無法解決這類型的限制。因此，如果你在腳踝靈活度測試中有這種被擠壓的感覺，應該先解決這問題再進一步探討可能的軟組織僵硬問題。

讓自己在受限制的關節部位製造靈活度最簡單的方法之一就是使用彈力帶。彈力帶的橡膠材質具有彈性，而且力量夠強能影響關節囊。

彈力帶關節牽引活動有助於骨頭之間的滑動。當運動員積極嘗試改變特定運動範圍時，關節滑動仍能持續。當我們看著腳踝，深蹲時腳掌的距骨會向後移動，而脛骨往前到足背屈位置。為了改善腳踝靈活度，彈力帶必須將距骨向後拉。通常運動員會將彈力帶放太高在腳踝之上的位置。這會將脛骨往後拉，與我們想要達到的目的正好相反。

物理治療師已經使用這類靈活度運動（關節動態鬆動術）很多年了，目的是減輕關節深處曾經疼痛或擠壓的感覺。

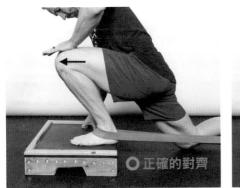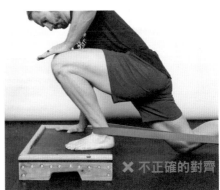

❍ 正確的對齊   ✕ 不正確的對齊

▲ 製造靈活度最簡單的方法之一就是使用彈力帶。

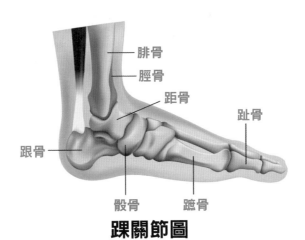

腓骨

脛骨

距骨

趾骨

跟骨

骰骨   蹠骨

踝關節圖

滾筒按摩

　　一旦關節受限問題解決了，下一步是解決所有軟組織僵硬問題。這由使用按摩滾筒開始。我通常建議運動員在每個有問題的地方至少做兩分鐘滾筒運動。每位運動員每天都應該使用這方法。

　　一開始在腿部肌肉上下緩慢移動，直到找到疼痛部位。在這個區域暫停，用另一隻腳往下壓十秒鐘，再繼續找下一個疼痛點。暫停時你也可以上下活動腳踝加強效果。

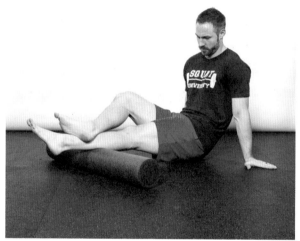

▲ 解決所有軟組織僵硬問題，從使用按摩滾筒開始。

軟組織放鬆

　　完成滾筒按摩後，下一步是伸展肌肉來解決軟組織限制。想快速得到改善時，就做這經典的腳踝伸展。開始運動之前，在完成滾筒按摩後再做這個伸展，能減輕腿的僵硬。

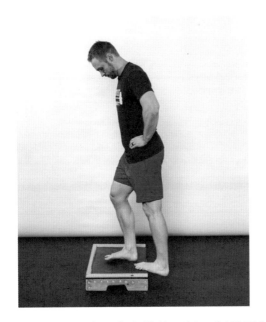

　　在做任何槓鈴深蹲之前，我喜歡使用另一個伸展版本，它針對特定部位，因此能準確的搭配我們要做的運動。開始先做高腳杯深蹲，可以搭配藥球或槓片。將身體重量放到一隻腳上。膝蓋往前超過腳趾，直到小腿感覺到伸展。維持十秒鐘，換另一隻腳。

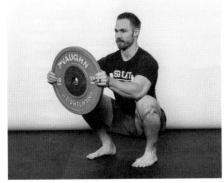

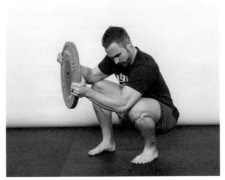

▲ 高腳杯深蹲搭配槓片，將身體重量放到一隻腳上。

再次測驗

　　解決僵硬的腳踝之後，現在來看看你進步了多少。做靈活度運動時，一定要記得再次測驗。這讓你知道這項方法是否有效達到你想要的改變。

　　做腳踝靈活度測試能讓你了解是否有任何改變。但是我們最終目標是真正改變深蹲的動作方式。因此，了解腳踝靈活度的提升是否影響到你的深蹲是很重要的。在加強腳踝靈活度之後，做一個深蹲。然後，再做一個單腳手槍深蹲。注意到有何不同嗎？

　　每個人腳踝僵硬的原因都不一樣，使用這方法是永久改善深蹲與手槍深蹲技巧的第一步。

CHAPTER 6
膝關節穩定
The Stable Knee

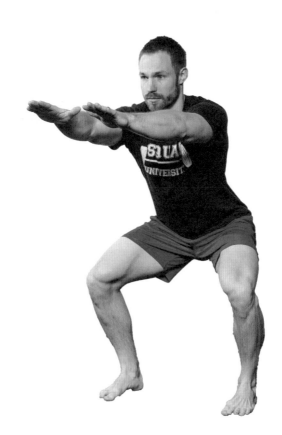

　　膝蓋基本上是踝關節與髖關節之間的鉸鏈。要能完整下蹲，需要膝關節能充分地開合，這動作稱為伸展與屈曲。測量方法：在大腿與小腿外側劃一條線，角度越小或越靠近，膝關節屈曲能力越好。

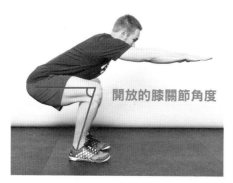
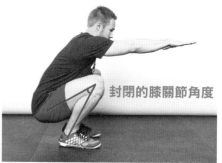

▲ 要完整下蹲，膝關節須充分伸展與屈曲。

　　大多數運動員都沒有膝關節屈曲的問題。主要問題在，做深蹲這類動態運動時無法控制膝關節。我說不穩定的意思是，通常運動員無法使膝關節穩定不搖擺。膝關節疼痛或創傷性傷害（如前十字韌帶撕裂傷）的運動員通常有不穩定的膝關節。由正面看深蹲時，會看到膝蓋不停擺動，有時向內旋或朝身體中線塌陷。

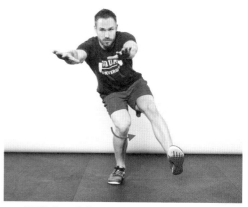

▲ 深蹲時，膝蓋不停擺動，有時向內旋。

　　理想膝蓋位置是與腳對齊，口令為「兩膝打開」，運動員在深蹲時建立膝蓋對齊腳趾的姿勢。任何時候膝蓋偏離這個理想對齊都算是不穩定。膝蓋內塌（膝外翻）是最常見的錯誤。如果整個舉重其間腳都保持穩定足三角，膝蓋不可能向內或向外塌。

　　因此膝關節將受益於增加的穩定度而減少向內塌。改善膝蓋控制力道能使我們避免受傷同時提升運動效率。運動效率提升時，我們能產生更多爆發力與力量。誰不想有更多爆發力與力量同時避免受傷？

6.1 檢視膝關節不穩定

　　現在談談膝關節測試。在進入討論之前，我想要聲明一點。如果運動員有僵硬的腳踝或髖部，這問題可能會造成不穩定的膝關節。因此，一定要先解決髖部與腳踝的問題再做膝蓋測試。如果你跳過髖部與腳踝，任何我們想建立的膝關節穩定度一定無法持久。

　　解決腳踝與臀部問題後，現在可以專注在膝蓋穩定度上。我們需要同時檢視雙腳與單腳深蹲。雙腳深蹲有時會遮蔽住多數的穩定度問題。因此，我想要看單腳的手槍蹲，一個運動員經常能做精準的雙腳深蹲但在手槍深蹲時卻膝外翻。

　　開始評估時雙腳採取舒適站幅，腳趾朝前，做一個深蹲。接下來，做單腳手槍深蹲。你注意到什麼？你的膝蓋搖擺不定並向內塌，或是可以保持與腳掌對齊？

　　測試負重深蹲也很有幫助。槓鈴重量能測試我們的動作能力。重量越重，身體負擔越重。我常見到能做完美徒手深蹲的運動員，在做負重後背深蹲時他們的動作瓦解。如果沒有好的技巧，就算刷新個人單次最重紀錄也沒有用。

　　如果我們的技巧很差，槓鈴上再重的重量也沒意義。做最大重量深蹲時若膝蓋內塌，受傷風險就會大幅提高。

　　過去一年裡，舉重運動中刷新了多項世界紀錄。巨大的重量一眨眼就被移動了。全部都以良好的技巧展現。舉重選手花很多時間使他們的槓鈴動作更完美。無論你是展示世界紀錄的抓舉或簡單的

徒手深蹲，良好技巧是必需的。如果你想要健康並達到力量的顛峰潛能，專注在膝關節穩定是最重要的。

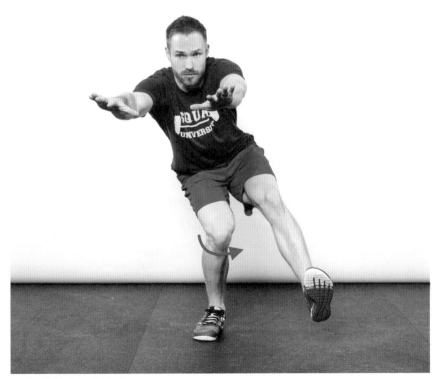

▲ 檢查膝蓋擺動情況。

6.2 矯正運動

現在我要介紹如何使用三步驟改善膝蓋穩定度。

步驟 1：正確技巧

步驟 2：成功進展

步驟 3：強化臀部

正確技巧

解決不穩定膝關節的第一步是練習正確技巧。有些運動員從來不知道如何正確地深蹲。有時光是矯正深蹲技巧就足夠他們穩定膝關節了。

我最愛用的口令是：「膝蓋打開」。這很快地教導運動員在深蹲時正確的使用臀部並保持膝關節不向內塌陷。接著必須「保持腳掌穩立在地上」。

膝蓋向外推太多，又沒有維持足三角也是一個問題。重量會移到腳外側，使

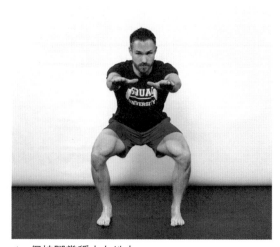

▲ 保持腳掌穩立在地上。

得拇趾無法貼在地板上。只要腳穩定地在地上保持足三角，口令「膝蓋向外」是個好的開始。

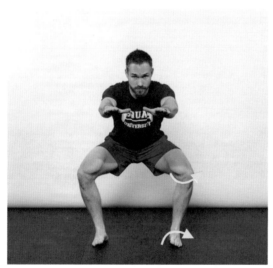

▲ 口令「膝蓋向外」是個好的開始。

　　第二個幫助膝蓋穩定的口令是「臀部向後推」。深蹲最重點之一是在下蹲前先正確地驅動後側鏈（主要是臀大肌）。推動臀部向後，這動作稱為髖絞鏈。低槓深蹲比過頭深蹲或前蹲需要更多的髖絞鏈動作。

無論是進行低槓後背深蹲還是過頭深蹲，你都必須在開始下蹲前參與後側鏈。臀部（身體的動力來源）將會將減輕膝蓋的壓力。沒有參與後側鏈將會提高膝蓋晃動的可能性。

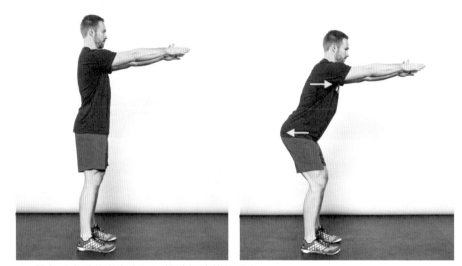

▲ 臀部是身體的動力來源，能減輕膝蓋的壓力。

成功進展

若運動員無法經由口令矯正膝蓋的不穩定，那就該採取不同方法了。這方法就是試著做好單腳手槍深蹲。你會驚訝於有多少運動員能夠負荷非常重深蹲但無法進行簡單的單腳深蹲。

在力量比賽中，我們經常忘記單腿訓練，因為我們花很多時間提升主要項目舉起重量的數字：深蹲、上搏和抓舉。如此一來，很容易在不知不覺中使身體某些部位變得虛弱。挑戰單腿深蹲可以找出所有你的缺陷。不僅如此，進行單腿深蹲也能訓練平衡。每位運

動員都需要平衡訓練。

　　透過微小的進步，我們可以看到控制膝關節的能力有巨大變化。因此，我們將利用小木箱或槓片，由較低的平面開始，我們可以依序進行到完整的手槍深蹲。

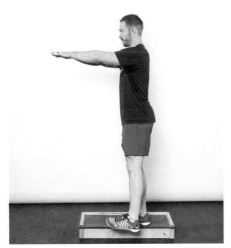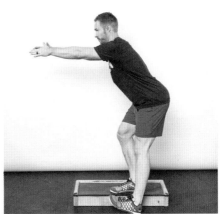

▲　在木箱上預備好單腿站姿，臀部往後推。

　　首先使用一個四英吋的木箱。如果你在健身房，可以將兩片重量片相疊。在木箱或槓片上預備好單腿站姿。從這個位置，臀部往後推並將胸部帶向前。這個動作能使你的後側鍊參與。如果做的正確，你的臀部與腿後腱肌群會有輕微的緊繃感。當臀部往後推時將胸部帶向前，會使你的身體重量在腳掌中間保持平衡。

　　保持膝蓋與腳尖對齊，深蹲直到另隻腳的腳跟微觸地板再回到開始的位置。如果做得正確，在重覆幾次之後你會感覺到臀部肌肉相對吃力。你的膝關節不應該感到任何疼痛或僵硬。

　　做這個運動時盡可能保持脛骨垂直，容許膝蓋太早向前移動將增加關節的壓力和內塌的可能性。最終，隨著單腿深蹲的位置愈低，膝蓋將不得不往前移動，但是在最初使用這個小木箱時，膝蓋應該只有很小幅度的向前移動.

　　隨著四吋木箱做起來變得越來越容易，透過更高的木箱或增加槓片來提高困難度。更高的木箱將需要更好的膝關節控制，最終目標是以良好技巧來進行手槍深蹲。

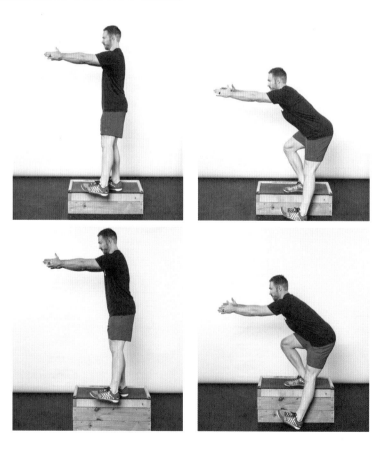

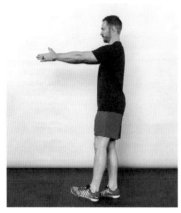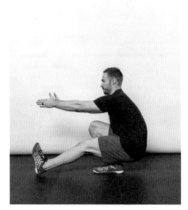

▲ 四吋木箱做起來越來越容易時，透過加高木箱來提高困難度。

強化臀部

外側臀部肌肉（主要是臀中肌）對穩定膝關節來說很重要。當我們蹲下或是由跳躍或跑步著地時，這些肌肉確保膝蓋與腳尖保持對齊並且不會向內塌陷。強化這些肌肉可以提高穩定膝關節的能力。

我最喜歡的加強臀部運動稱為彈力帶側向移動。這個運動進行起來就像它的名稱一樣。首先，將彈力帶環繞在雙腳踝上。我喜歡 Perform Better 彈力帶。如果你找不到，也可以使用較長的強力彈力帶（張力只有在停頓時）。

起始位置與我們每次深蹲時的三步驟過程相同。將腳放在舒適的位置，腳趾相對朝前。接下來，確認腳掌是穩定的足三腳位置。膝蓋向外推，使其與腳尖對齊。最後，通過略微向後推動臀部使後側鍊參與，並將胸部向前推以保持平衡。

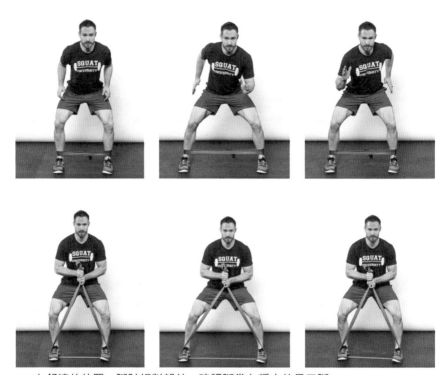

▲ 在舒適的位置,腳趾相對朝前,確認腳掌在穩定的足三腳。

從這個姿勢開始,開始向側邊小步移動。確保整個過程中都感覺到張力。步行十五到二十英尺後,停下來,然後反向回來。最後,你應該開始感到外側臀部肌肉的疲勞。

再次測試

改善膝關節穩定性並不是很容易實現。穩定性已經被身體學習和程式化有一段時間了。你的不良動作做越久,學習如何正確移動所需要的時間就越長。

CHAPTER 7
靈活的臀部
The Mobile Hip

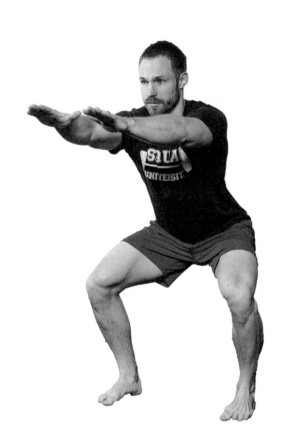

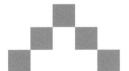

　　臀部是容易變得僵硬的另一個部位，缺乏運動的生活模式與久坐是我們臀部變僵硬的原因，受限的臀部運動範圍能限制我們深蹲到完整深度的能力。我們大多數人都可以由訓練臀部活動度受益。

　　當臀部缺乏足夠活動度時，有幾件事會發生：第一，膝蓋會失去穩定性並開始向內移，第二，下背部將無法保持穩定並會塌陷成圓背。這些動作問題中的每一個都會嚴重破壞我們的力量並增加受傷的風險。

　　要達到全深蹲（臀部低於平行），足夠的髖關節屈曲是必需的。要測量髖關節屈曲角度可以在軀幹劃一條線，大腿外側劃另一條線。兩線的角度越小或越近，運動員有越大的髖關節屈曲能力。

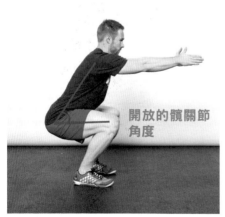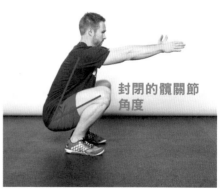

▲ 達到全深蹲（臀部低於平行），足夠的髖關節屈曲是必需的。

7.1 臀部僵硬檢測

　　如果你深蹲到全深度時無法保持腳趾相對向前，臀部活動度可能是限制你的原因。現在我要介紹最喜歡的測量臀部活動性的工具。它叫做湯瑪士測驗（Thomas test）！

　　這測試需在仰臥時進行。湯瑪士測驗主要目的是尋找髂腰肌（髖屈肌），股直肌（四肢肌）或髂脛束的緊繃度。所有這些軟組織結構都可能導致臀部活動性問題。

　　站在床沿或凳子旁邊開始。你的臀部應該接觸到邊緣。抓住一腳並將膝關節拉向胸部，同時身體輕微向後傾斜。你的膝蓋應該盡量靠近你的胸部。當你抓住一腳躺下時，讓另一條腿完全放鬆。

　　最後你身體是哪種姿勢？請一位朋友幫忙做這測驗會很有幫助。測試好一腿後，依同樣的動作測試另一腿，看看有什麼發現。

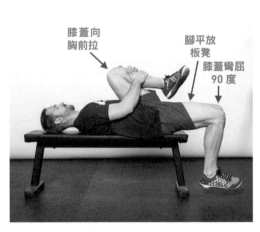

膝蓋向
胸前拉

腳平放
板凳

膝蓋彎屈
90 度

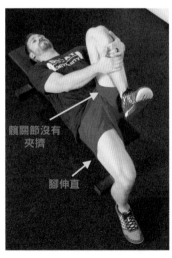

髖關節沒有
夾擠

腳伸直

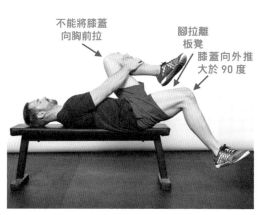

不能將膝蓋
向胸前拉

腳拉離
板凳

膝蓋向外推
大於 90 度

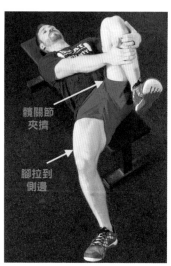

髖關節
夾擠

腳拉到
側邊

▲ 你身體是哪種姿勢？

■動作檢測清單：

通過			失敗
	能夠將膝蓋完全拉到胸部	無法將膝蓋拉到胸部	
	能夠保持另隻腳平放在床上	無法保持另隻腳平放在床上	
	另隻腳在床上呈直線	另隻腳向身體外側翻	
	另隻腳彎曲且放鬆	另隻腳相對呈直線與緊繃	

　　你在每個「通過」欄裡都打勾了嗎？如果是，你具有足夠的髖

關節屈曲活動度。但是，如果你在「失敗」欄有任何打勾，你就有髖關節活動度限制。

如果你無法完全把膝蓋拉到胸前，我們看到一個髖關節活動度限制的可能。

這可能是由許多因素引起的，包括過緊或受限的軟組織甚至髖關節囊的限制。

如果你其中一隻腳無法像另一隻腳那樣拉靠近胸部，你可能有不對稱的臀部活動度。這是一項警訊，處理不對襯是非常重要的，因為它能對槓鈴深蹲造成負面影響。通常這些小小的左右差異沒有被診斷出來。置之不理，不對襯會造成過度使用傷害。

湯瑪士測驗還能篩檢出對側臀部的活動度限制。無法將對側腿平放在床上並保持直線也顯示出臀部僵硬．

記得要先評估動作。如果你在單腿或雙腿深蹲時發現問題，可以使用不同的工具（例如湯瑪士測試）來找出動作崩壞的原因。

7.2 關節受限或軟組織受限？

　　當臀部有足夠活動性時，我們的膝關節和下背部會保持穩定。相鄰關節假說主要的觀念是我們的身體是由不斷連續的部分組成。在整個動作鏈中，一個弱的鏈節將導致使整個系統崩壞。僵硬的臀部限制我們使用良好技巧深蹲的能力。

　　現在讓我們討論湯瑪士測試的結果。進行測試之後，你發現了什麼？你通過了嗎？如果你沒通過，別擔心！重要的是了解造成臀部僵硬的不同原因，以使我們能夠適當地解決這個問題。沒有一種適合所有人的方式來解決臀部僵硬的問題。

　　僵硬的臀部主要由兩種不同原因導致：
原因 1：關節受限
原因 2：軟組織受限

關節受限

　　關節限制可簡單定義為連接在臀部間的骨頭之間的空隙損失。基本上；他們不再適當地相互移動。這種緊蹦形成了關節中的障礙。當我們嘗試將膝蓋帶到胸前時（如湯瑪士測試），這種阻礙會阻止臀部的股骨（大腿骨）向前移動。這種動作限制稱為 FAI 或是股骨髖臼夾擊症。這種活動度問題通常是重複性損傷的結果，例如在深蹲的最低姿勢硬撐過擠壓疼痛的磨損效應，也可能是由於長期適應久坐不運動的生活模式造成。

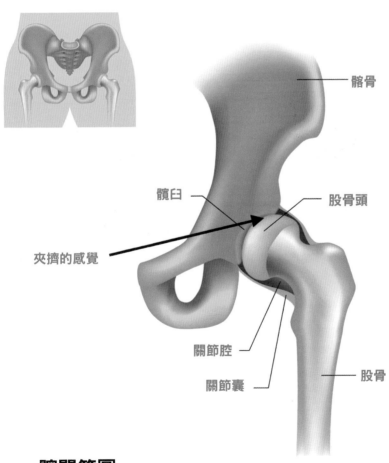

髂骨

髖臼

股骨頭

夾擠的感覺

關節腔

關節囊

股骨

髖關節圖

　　如果你將膝蓋拉到胸前很困難並感到臀部有「夾擠」的感覺，你可能有股骨髖臼夾擊症（FAI）。我們之前討論過受限制的踝關節有如圓環路口的比喻。有股骨髖臼夾擊症（FAI），股骨的確會撞到「阻礙」導致臀部前方的夾擠感。

　　但是我們的身體比想像中聰明，會自然補償我們的動作以便完成工作。因為髖關節的限制，下背部被迫移動！這種下背部移動降低了深蹲時的穩定性，阻礙了最佳爆發力與力量提升。

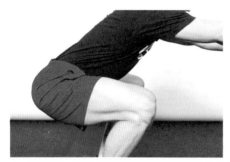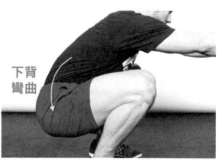

▲ 深蹲時，請確保臀肌與腿後腱肌群有效地工作。

　　我們可以用兩種方法解決這個問題：第一，我們可以用關節鬆動運動來增加髖關節的空隙；第二，我們確保後側鍊（臀肌與腿後腱肌群）有效地工作。在做深蹲這類動作時，很常見到無法正確啟動臀部肌肉。

軟組織受限

　　髖關節的軟組織限制包括肌肉（髂腰肌和股四頭肌），髂脛束和筋膜，隨著時間這些結構會變得僵硬與不靈活。舉例來說，

不活動的生活方式，像是久坐常會導致僵硬與緊繃。過度不運動會導致筋膜失去彈性，進而導致周圍的組織難以相互滑動。簡單說，過度久坐降低臀部的自然柔軟度並損害正常的動作模式（像是深蹲）。

　　這類型的限制通常在湯瑪士測試中會感到懸空髖關節前部或側部緊繃的感覺。湯瑪士測試常發現到懸空腳掉到床側邊或膝關節無法放鬆呈彎曲姿勢。如果你也是這樣，我們將使用兩種不同工具來解決這類限制：伸展與按摩滾筒。

　　髖關節活動度對達成完全深蹲來說非常重要，僵硬的臀部降低我們啟動臀部正確肌肉的能力。基本上我們在負重的深蹲時會消耗很大的力量，了解限制臀部活動度的原因是建立有效解決方法的第一步。

7.3 活動度

我現在要介紹解決臀部僵硬的四步驟方法：

步驟 1：鬆動

步驟 2：按摩滾輪

步驟 3：伸展

步驟 4：後側鏈啟動

髖關節鬆動

關節活動度限制應是首先要解決的問題。在湯瑪士測試中，將膝蓋拉到胸部時，臀部前方「夾擠」的感覺表示夾擠綜合症的可能性。當股骨撞擊到關節阻礙時，髖關節活動受阻會產生這種感覺。這類型限制無法藉由傳統的伸展或按摩滾筒得到解決。因此，在進入可能性的軟組織僵硬前，所有臀部關節的擠壓感應先解決。

靠自己改善關節限制最簡單的方法之一就是使用彈力帶來鬆動，彈力帶的橡膠材質有彈性又有足夠強度來影響臀部的頑固關節囊。

彈力帶關節鬆動協助我們的骨頭相互滑動。當運動員積極進入我們嘗試改善的範圍時，關節滑行得以持續。深蹲時，當我們的大腿朝向胸部時，股骨末端在髖關節中向後滑動。這類鬆動（鬆動同時動作）已被物理治療師使用多年了。目的是減輕關節深處的所有疼痛與擠壓感。

使用彈力帶拉靠近髖關節位置開始。採弓箭步姿勢，彈力帶放

在前腳。彈力帶應該在這位置橫向拉動。研究顯示橫向彈力帶鬆動是在深蹲時減輕臀部前部擠壓感最有效的方法。

在這位置，後搖動你的膝蓋十次。彈力帶張力足夠時，這應該會在外側臀部產生輕微伸展的感覺。您正在髖臼中進行股骨的小側滑，這為髖臼中的股骨提供了更多的空間，並消除了在深蹲到底骨與骨接觸產生的夾擠感。接下來，將膝蓋向外向內來回推。在這位置，收縮你的臀肌幾秒鐘，然後放鬆。

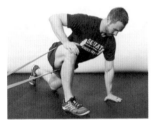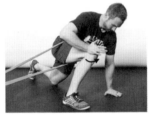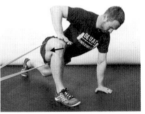

▲ 在髖臼中進行股骨的小側滑，為髖臼中的股骨提供了更多的空間。

按摩滾筒

一旦解決了關節限制，下一步就是解決軟組織僵硬。這由使用滾筒開始，我通常建議運動員至少每天花兩分鐘在他們想解決的部位，每位運動員每天都應該使用滾筒！

我們使用滾筒的目標是降低在湯瑪士測試中找出的僵硬情況。這代表著解決我們的髖關節屈肌、股四頭肌和側髖關節問題。首先

在小腿肌肉緩慢地上下移動直到找到一個敏感的位置。在這裡暫停並且用身體重量下壓約十秒鐘，然後再繼續移動。

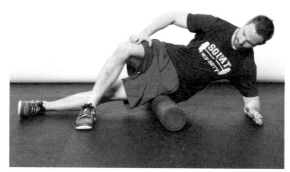

▲ 以小而有節奏感的動作，在按摩滾筒上揉你的軟組織。

我喜歡用擀麵棍揉麵包的比喻。你希望用按摩滾筒來揉你的軟組織，以小而有節奏感的動作來回滾動，躺在滾筒上快速且大區域的滾動對你的僵硬軟組織幾乎不會有影響，你也可以在暫停時加入主動的膝蓋動作來提高效果。

軟組織伸展

完成滾筒按摩後，接下來是伸展肌肉。在深蹲前，我首先會做「全世界最棒的伸展」來伸展臀部並提高它的活動度。

這個伸展有四部分：第一，做低弓箭步，左腳在前。夾緊臀部肌肉並將臀部推向地板。這動作應該會使右髖關節前方感到伸展；第二，將左手肘放到地板上，停留五秒鐘。

接下來，用手肘或手將左膝蓋推向外側。確認你的腳是穩固定

在地上。最後,將上半身向左側旋轉,左手向上舉起,最後一個動
作有助於解決最容易僵硬的胸椎(脊椎中段)活動性。

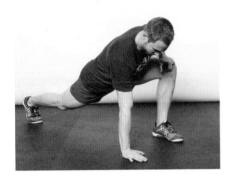
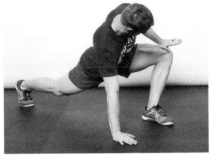
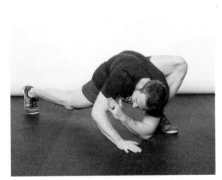
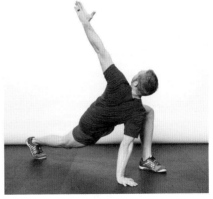

▲ 低弓箭步,左腳在前;將左手肘放到地板上;用手肘或手將左膝蓋推向外側;
　將上半身向左側旋轉。

　　我喜歡的另一個伸展是高跪姿髖屈肌伸展。這是一個解決臀部
前方肌肉問題很好的工具。髖屈肌與/或股四頭肌可因整天久坐而
變得過度緊繃。

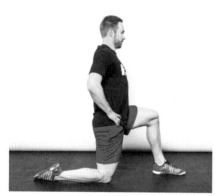
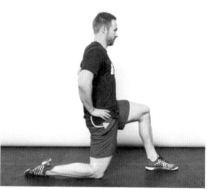

▲ 以跪姿開始這個動作,伸展十秒鐘,然後放鬆。

　　以跪姿開始這個動作。保持胸部挺直,縮緊臀部肌肉並將骨盆帶到身體下方。這應該會在髖關節前方有很好的伸展。保持這伸展十秒鐘,然後放鬆。

　　我想分享的最後一個伸展是針對特定位置的動作,也因此能將這方法帶到深蹲動作本身。首先,做一個深度的高腳杯深蹲。進行時可以加上壺鈴或槓片,握住重量,在身體前面使我們不必擔心平衡而能專注在想要改善的深度深蹲位置。

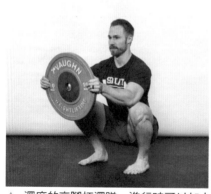
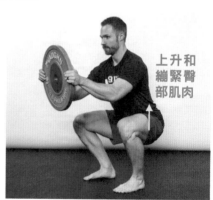

▲ 深度的高腳杯深蹲,進行時可以加上槓片。

　　蹲到最低位置後，用手肘將膝蓋往外儘量推到腳側。確保這過程中腳呈良好足三角姿勢固定在地上。用手肘將膝蓋往外側推會增加髖關節感覺到的伸展。

　　當你在這位置打開髖關節後，你也可以同時強化臀部肌肉。臀部肌肉是我們在蹲下與上升時使用的主要肌肉群。當你在高腳杯深蹲底部時，試著縮緊臀部肌肉並將膝蓋儘量推到旁邊維持幾秒鐘（確保腳掌是平的）。接下來，放鬆並讓身體再次進入伸展。

　　這類特定伸展稱為「收縮—放鬆」技巧。物理治療師與肌力體能教練經常使用這些技巧，因為比起傳統的長時間伸展，這在提升活動度上更為有效。在維持三十秒到一分鐘，站起來休息一下，我喜歡做這個動作兩到三次再休息。

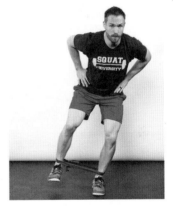

後側鏈啟動

　　在運動員中很常見到，無法適當地啟動後側鏈（臀部與腿後腱肌群）。因為這個理由，我建議運動員在解決活動度問題後，進行一項快速的運動來鍛鍊這些肌肉群。

　　這項運動稱為單側外展。一般人稱這為彈力帶側踢。首先將彈力帶環繞在兩腳踝上。接下來，單腿站姿。一旦處於這姿勢後，將臀部向後推並將胸部往前移動。這種小動作使我們使用後側

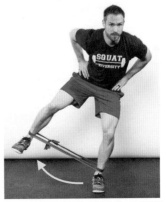

▲ 將非支撐的腿踢向外側並以緩慢受控制的方式返回。

鏈並保持平衡。我喜歡用的深蹲（甚至包括這種小的）口令是「用臀部深蹲，不是用膝蓋」。

一旦這姿勢將非支撐的腿踢向外側並以緩慢受控制的方式返回。腿向外踢多遠不是我們主要關心的。整個過程中，專注在保持支撐腿穩定不晃動。

這練習不但為即將要做的深蹲訓練臀部肌肉，也幫助解決核心與膝蓋的穩定性問題。進行兩到三組各十五次。這應該會使你的臀部外側疲勞。

再次測試

在解決你僵硬的臀部後，是時候驗收你的進步了。在進行活動度運動時，記得使用再次測試的方法。這使你了解所使用的工具是否有效解決想改善的問題。

徒手全深蹲是評估任何改變的良好方式。也嘗試做一個手槍全深蹲。你注意到有任何變化嗎？我們的目標是徹底改變整體的深蹲動作模式。活動度工具唯有延續到我們正在訓練的運動才算有效。

本章節的期望是給你解決所有臀部僵硬問題的必要工具。如果你希望保持競爭力或無疼痛的活動，改善與保持良好的髖關節活動度是極度重要的。

CHAPTER 8

穩定的核心
The Stable Core

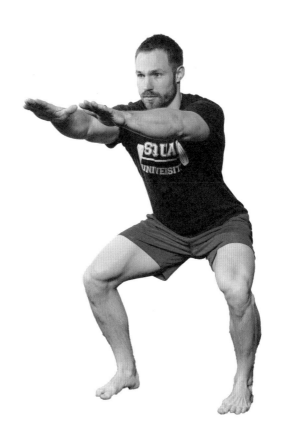

　　我經常看到運動員以錯誤的方式訓練他們的核心。許多教練仍然認為藉由強化核心肌群可以加強穩定度。因此，很常見運動員在臀—腿後機器上做無止盡的捲腹運動或下背訓練。雖然這些肌肉的確需要很強壯，但以這種方式單獨強化，對幫助使用良好技巧深蹲並沒有提升穩定性的作用。

　　核心穩定性完全取決於時機與協調性。腹部、下背部與臀部的肌肉必須一起工作才能在我們移動時將脊椎保持在中立位置。當我們將核心用力的動作與呼吸結合起來時，我們開啟舉起極大重量的潛能。

　　下背部的矯正運動需要關注的是我們保持背部穩定的能力，而不是可以做多少個仰臥起坐。我們多數人一直以錯誤方式訓練核心！

　　在訓練核心穩定之前，我們必須先解決所有的臀部限制。如果我們沒有足夠的臀部活動度，所有核心穩定性的訓練效果都會是短暫的。

8.1 第一級（認知穩定性）

　　每個級別的矯正核心穩定訓練都是基於著名的專家彼得（Peter O'Sullivan）與史都托（Stuart McGill）博士的教學與研究。訓練的第一階段稱為認知階段，著重於提升我們的感覺與對穩定性的感受，我們必須能夠感受到當核心用力時所需被啟動的肌肉群。

　　用力緊縮的動作啟動了所有腹部肌群（腹部、下背部，橫膈和骨盆）。以在脊椎周圍創造 360 度的強度。如果每次的重負荷深蹲都能結合核心用力與適當的呼吸方式，穩定性將會提升到更好的程度。

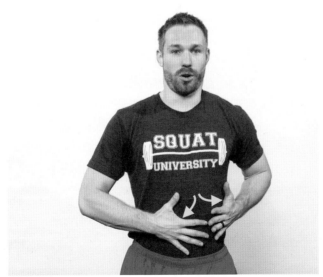

▲ 在脊椎周圍創造 360 度的強度，結合核心呼吸，提升穩定度。

　　過去，許多專家宣稱我們只需要啟動腹橫肌（橫跨腹部核心前側小而平坦的肌肉）。但是後來我們了解到，光是以啟動腹橫肌來穩定核心肌群，是錯誤做法。這塊肌肉只是腹部肌群的其中之一。沒有比任何其他環繞包覆軀幹的肌肉更為重要。他們必須全部都被啟動才能完整支持下背部。

　　我想介紹的第一個簡單運動是收縮核心的過程。下面當我們一步一步介紹時，專注在感覺你核心周遭的肌肉啟動。

步驟 1： 背貼地板平躺。膝蓋可以舒適地彎曲。

步驟 2： 啟動核心四周所有肌肉，這稱為共同收縮。我喜歡用口令：收縮腹部，好像你將被打一拳。這應該會在整個下腹部製造一種緊實的感覺。將手放在腹部與身體側邊。手下面的肌肉在啟動時應該感覺是蹦緊的。錯誤的收縮只會啟動腹直肌（我們的六塊肌）。

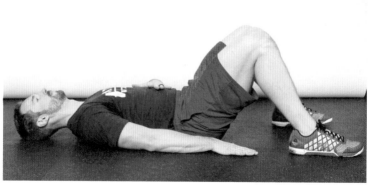

▲ 背貼地板平躺，膝蓋舒適地彎曲。

步驟 3：　一旦這個模式可以獨立，我們需要訓練這些肌肉一起工作
　　　　　更久（十到二十秒）。不只是在大重量訓練時，我們一整
　　　　　天都需要穩定的下背部。能夠在持續時間內保持這收縮動
　　　　　作，使我們能提升穩定性以提升耐力。

推薦組數／次數：三組十下

8.2 第二級（動作穩定性）

在學習如何共同收縮不同核心肌肉後，現在來學習如何在移動時維持穩定。這節我要介紹的運動是鳥狗式。做這運動時，專注在你核心收縮的能力。一旦開始運動手或腳，通常我們維持穩定度的能力就會下降。

步驟 1： 從四足跪姿（四足動物），如圖示把 PVC 管或竹竿放在背上。在任何時候，PVC 管都應該貼背以確保正確的脊椎對齊。

步驟 2： 一旦找到中立姿勢，再做你在第一階段學到的核心共同收縮。這種收縮將為接下來的幾個步驟創造所需的穩定度。

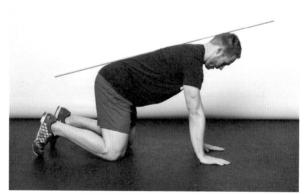

▲ PVC 管貼背以確保正確的脊椎對齊。

步驟 3： 接下來，手臂向頭部方向舉起（一次一隻手）然後回到身側的開始位置。在手臂移動過程中，你的下背部應保持在穩定的縮緊位置。先呼吸然後再縮緊核心是很重要的。運動中不要憋住呼吸。透過噘起嘴唇緩慢地吐氣（好像有吸管在口中）。

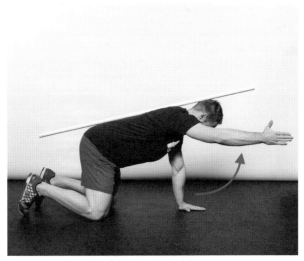

▲ 臂向頭部方向舉起（一次一隻手）。

步驟 4： 一旦熟練了這階段，下一步驟是一次一隻腳的動作。將一隻腳盡量向後延伸。一樣地，這動作也不應該改變背部姿勢。你應該一直保持穩定。如果運動員在這階段動作不

良，他或她的背部會過度伸展也將失去與 PVC 管的接觸。

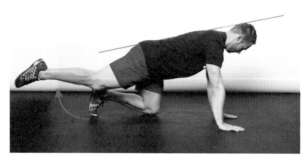

▲ 將一隻腳盡量向後延伸。

步驟 5： 下一階段將移動手臂與腿部。首先同時移動你的右手與左腳。這是很多人都熟悉的鳥狗式。

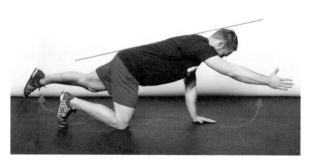

▲ 同時移動你的右手與左腳。

步驟 6： 最後階段是同側手腳同時移動。這對大多數人很困難

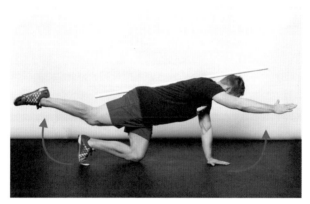

▲ 同側手腳同時移動。

推薦組數／次數：最高程度做兩組十次，無代償發生。

8.3 第三級（功能穩定性）

一旦我們建立了對核心控制／穩定的良好覺知，我們需要把這轉化成功能性動作。為了充分掌握真正的核心穩定性，最終將在與特定運動相關的動作中展現，我喜歡用的一項核心穩定運動是「無手」或「殭屍」前蹲。

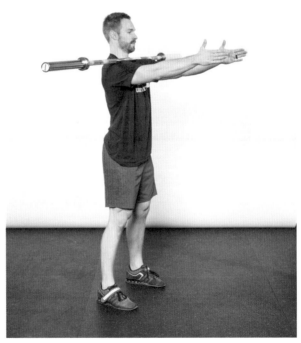

▲ 採前蹲姿勢，將槓放在胸部與肩膀上。

步驟 1： 採前蹲姿勢，將槓放在胸部與肩膀上

步驟 2： 雙手離開槓，向前伸。這應該看起來像徒手深蹲的開始姿勢

步驟 3： 使用適當呼吸與收縮動作來正確地穩定核心。深吸一口氣進入腹部並用力收縮核心肌肉

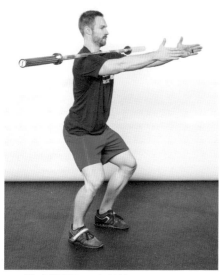

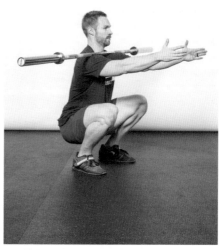

▲ 雙手離開槓，向前伸。　　　　　　▲ 將槓保持在相同位置，做一個完整深蹲。

步驟 4： 接下來，嘗試將槓保持在相同位置，做一個完整深度的深
蹲。為了保持平衡。槓必須一直保持在雙腳中間的位置。
若無法維持核心穩定與平衡。手臂將會向前傾倒。這會導
致槓由肩膀滾落地上。

　　這種矯正運動可以加上重量，以增加動作難度，但是增加到槓
上的重量必須是合理的。由空槓鈴開始，一旦你可以輕鬆的做到，
逐步增加重量以提升困難度。要記得技巧比槓的重量重要。

推薦組數／次數：兩至三組各五次

✚ 重點精華

　　深蹲時，適當的身體力學是保持適當的核心穩定度。如果失去核心穩
定，爆發力與力量也會喪失。

CHAPTER 9
過頂活動度
Overhead Mobility

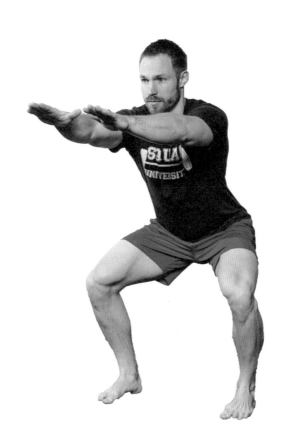

9.1 檢視過頂活動度

如果我必須挑出某項多數運動員感到困難的運動，那就是過頭深蹲。有太多變數可能影響到你的過頭深蹲技巧。

胸椎、肩關節、或胸／背的活動度／靈活度有問題時，都可以嚴重妨礙運動員做到過頭深蹲。

這章主要在解釋兩項你可以在家做的簡單測試，使你了解可能的過頭深蹲活動度問題。

背闊肌是身體最大的肌肉之一，從下背部一直延伸到手臂，具有明顯「背闊肌」線條的運動員（特別是健美選手）通常有經典的 V 身形。

當運動員這塊肌肉僵硬時，他們高舉起手臂過頭的能力會受到限制。物理治療師葛瑞・庫克（Gray Cook）在他的書《動作》中，展示了「仰臥背闊肌伸展」來評估這塊肌肉靈活度的簡單方式。

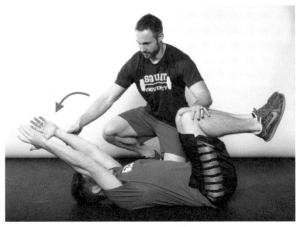

▲ 手掌朝向天花板，儘量將膝蓋靠近胸前。

仰臥背闊肌伸展

　　首先仰臥，雙臂抱在頭上方。手掌應朝向天花板。儘量將膝蓋靠近胸前。下背部應完全平放在地上。從這個位置，看看你是否能將手臂（手肘打直）一直伸到接近地板上。

　　如果你能將手臂完全平放到地板上，你可能沒有背闊肌受限問題。如果你的手臂懸在地板上方，下一步是雙腿伸直。做這一步驟時，務必將下背部平放在地板上。現在看看你是否可以將手臂靠近頭上方的地板。

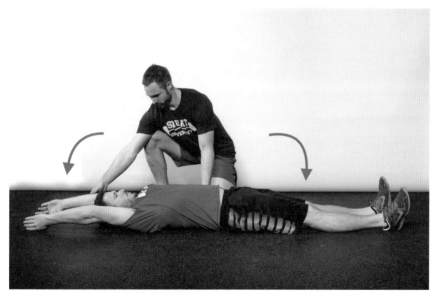

▲　伸直雙腿，放鬆背闊肌，讓手臂放到地板。

你發現了什麼？如果你雙腿伸直時可以將手臂放在頭上方的地板，表示你的背闊肌可能靈活度受限。藉由伸直你的雙腿，背闊肌放鬆了，你的手臂應該能夠放到靠近地板的位置。

如果你雙腿伸直，手臂運動只有一點改善，並且還是無法將手臂放到地板上，背闊肌限制是你問題中的一部分。身體其他部位（僵硬肌肉／組織和／或關節限制）的因素導致不良的過頭活動度。

靠牆天使測試

當你看著一群孩子，他們大多數都能夠輕鬆地將手臂舉至高過頭部。不管是在健身房攀爬架子或爬樹，舉手過頭幾乎不是問題！然而經過多年的久坐不動的生活模式（坐在辦公桌前、閱讀、玩電動遊戲、盯著手機看），人們的姿勢變差。

因為長年的姿勢不良，胸椎會變僵硬，胸肌（大與小）也會適應性地縮短，靠牆天使測試能測出你是否有過頭活動度的限制。

要了解胸椎和胸肌如何影響過頭的手臂運動，試試這簡單的測試。坐下呈駝背姿勢，上背部與肩膀向前垂下。嘗試儘可能地抬起手臂超過頭部。現在儘量坐直並坐姿良好，然後再次抬起手臂。你注意到任何變化了嗎？

坐姿良好時應該能比坐姿不良時能把手臂舉過頭更多。你也能以良好姿勢舉起更多重量。

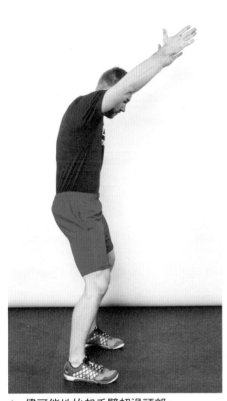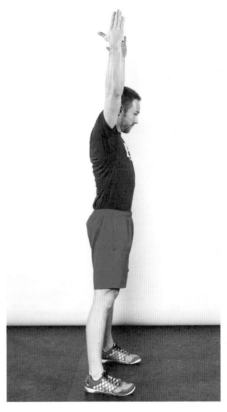

▲ 儘可能地抬起手臂超過頭部。

　　開始測量時，找一面牆，背靠牆站立。你的頭與整個背部應該
貼在牆上。腳應離牆四至五英吋。

　　接下來，雙臂向兩側打開呈 L 形（好像用雙臂做一個足球門
柱）。頭與下背部保持不動，嘗試將手臂與手背部平放在牆壁上。
注意下背部不要離開牆上。

　　要通過測驗，你必需能將整個背部平貼在牆上。手肘、前手臂與手應能舒適地平放在牆壁上。你的頭也應該貼在牆上。

　　如果你無法用雙臂觸碰整個牆壁，你在哪裡感覺到限制？你的胸肌、中背或兩者都可能感到緊繃。如果是這樣，上背部靈活度運動能幫助你，我們之後會討論到。如果你一直都感覺到疼痛，請尋求專業醫療人員的意見，可能是有更嚴重的問題需要解決。如果你沒通過也別驚慌，這是個困難的測試。

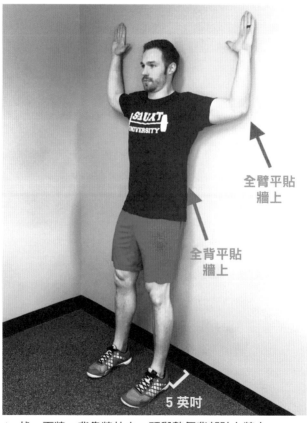

全臂平貼
牆上

全背平貼
牆上

5 英吋

▲ 找一面牆，背靠牆站立，頭與整個背部貼在牆上。

結語

　　很明顯地，許多因素都會影響過頭活動度。如果你在無槓鈴時無法將手臂舉到過頭位置，那麼當你嘗試過頭深蹲或抓舉時會怎樣？如果你無法通過這些測試，不需要擔心。我們的目標是找出你上半身是否有任何弱的環節。

　　如果這兩項測試你都通過了，恭喜你！表示你具有良好的上半身靈活度。你大概不需要花時間伸展和鬆動上半身。我建議你把寶貴時間花在解決身體其他的部分的問題。

9.2 活動度

現在與你分享幾個我喜歡的活動度運動，可以解決你在過頭深蹲時發現的薄弱環節。

運動 1：鬆動（關節與軟組織）

運動 2：伸展

運動 3：後側鏈啟動

關節鬆動

胸椎關節活動度受限是首要必須解決的問題。這類僵硬無法全靠滾筒按摩或伸展來解決。如果你在靠牆天使測試中將手臂放到牆上時感覺中背有繃緊感。這方法應該能幫助你！

提升胸椎靈活度最佳工具之一就是使用「花生」。有些廠商製造花俏的花生，蠻花錢的。但是你可以把兩個網球或兩個曲棍球球黏在一起，可以省下很多錢。

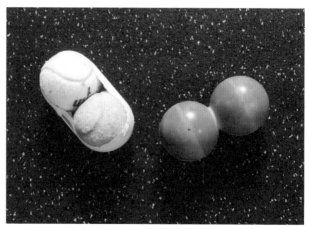

▲ 提升胸椎靈活度最佳工具之一就是使用「花生」。

要進行胸椎關節鬆動，平躺並將雙臂交叉在胸前。這會將你的肩胛骨「拉」到側邊。這是放置花生的地方。網球或曲棍球球應放在脊椎兩側。

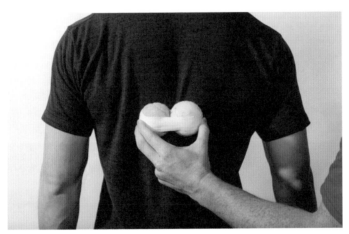

▲ 把兩個網球黏在一起，作為花生的替代物。

雙臂在胸前交叉，肩膀抬離地面幾英吋，做一點捲腹。停幾秒鐘再回到開始的姿勢。做這動作時注意不要過度延伸下背部。我們只想要在中背的移動。

在這運動中，花生作為脊椎的支點（很像翹翹板的中間部分）。當這個壓力作用到一個僵硬關節時，他可以幫助改善靈活度。

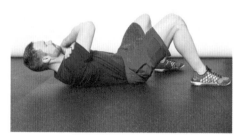
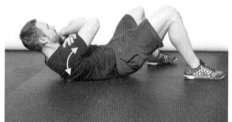

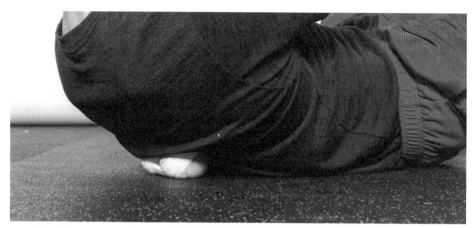

▲ 雙臂在胸前交叉，肩膀抬離地面幾英吋，花生作為脊椎的支點，做一點捲腹。

　　在你的中背僵硬處做兩到三組，每組十五下。如果運動中，脊椎沒有任何地方感到僵硬，把花生往上或下移動到別處。僅有幾處脊椎關節有限制是很正常的。

　　在你做的過程中不應有劇烈疼痛。如果有，我建議尋求專業醫療人員的協助，像是物理治療師或整脊醫師。

軟組織鬆動

　　一旦解決了關節限制，接下來是解決軟組織僵硬。我們可以使用按摩滾筒或曲棍球球來做。背闊肌與胸肌受到限制的運動員每天都要做這鬆動運動。

　　要解決背闊肌問題，首先側躺，一隻手臂伸舉過頭。將滾輪移動到腋下外側的大肌肉旁。這就是背闊肌的部位。

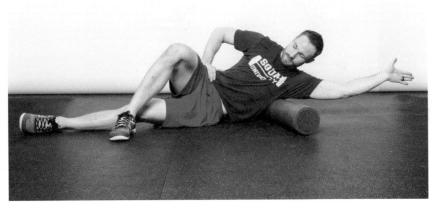

▲ 將滾輪移動到腋下外側的肌肉旁。

　　在這塊肌肉上下移動直到找到一個脆弱敏感的地方。暫停在那裏幾秒鐘然後再移動到下一個地方。做這運動時不要快速地移動！反而要以緩慢有節奏的方式滾動。

　　要解決胸肌問題，先找到一面牆。在胸部與牆之間將一顆曲棍球球或網球夾住。將球在肌肉間來回移動，直到找到酸痛的地方。緩慢的移動過每個地方，偶爾暫停一下。

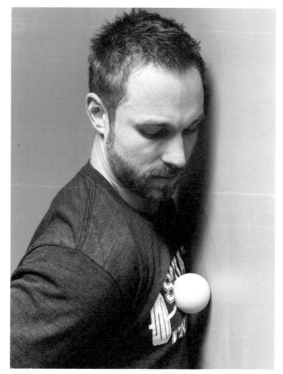

▲ 在胸部與牆之間將一顆曲棍球球或網球夾住。

在鬆動運動時，你也可以加入一些積極的動作。一旦你找到酸痛的地方，開始將手臂移動到遠離身體的那一側。這可以增加這運動的有效性。

伸展

一旦軟組織鬆動完成了，下一步是伸展。我想與你分享最喜愛的伸展來增強過頭靈活度。

1. 祈禱伸展
2. 角落伸展
3. 按摩滾筒胸肌伸展

如果你沒通過仰臥背闊肌伸展測試，祈禱伸展可能使你受益。這動作與經典的瑜珈嬰兒式很像。

跪姿開始。臀部坐到你的腳上並將雙手伸到你的前方（手放在另一手上面）。接著，胸部貼到地板上。繼續將雙手同時向前延伸超過頭部，同時緩慢地吐氣。試著將胸部沉到地板上。如果你的背闊肌僵硬，這動作應該使中背得到良好的伸展。我建議停留在這姿勢三十秒。

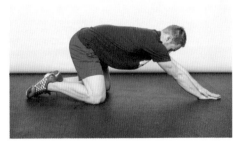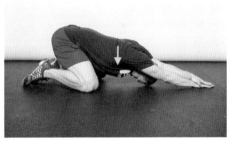

▲ 將雙手同時向前延伸超過頭部，同時緩慢地吐氣，胸部貼到地板上。

如果你無法通過靠牆天使測驗，你可能藉由伸展胸肌（大與小）受益。我教病人使用「角落伸展」與「按摩滾胸肌伸展」來解決胸肌限制。

在房間內找個牆角，站好並且雙臂往外伸呈 L 形。雙手放在牆上，然後慢慢地推向角落。在動作過程中，確保下背部沒有過度延伸。你越往角落推進，你應該感覺到胸部很好的伸展。研究顯示這

項伸展是引發胸小肌的長度變化最有效方式之一。

注意不要在做這項伸展時用力過猛。這麼做會對肩關節產生傷害性扭力。目標只是在你的胸肌感覺到這伸展，不是在你的肩膀。保持這姿勢十到三十秒。

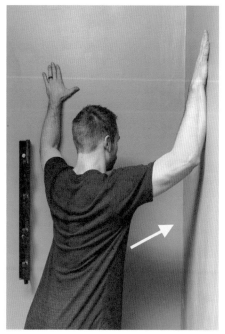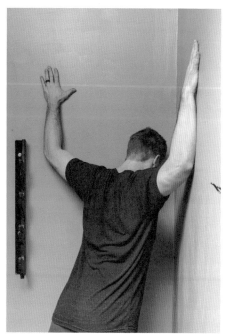

▲ 用「角落伸展」與「按摩滾胸肌伸展」來解決胸肌限制。

對一些人來說，角落伸展可能太強烈了。那麼按摩滾筒胸肌伸展就是另一個好選擇。它更容易操作，同時施加於肩膀的扭力也較小。

首先躺下，按摩滾筒沿著背部直放。按摩滾筒應放在肩胛骨之間。拿一根 PVC 管或掃把，將雙臂向頭部伸展越遠越好。確保你

整個背部都貼在按摩滾筒上。當手臂懸在空中時，你應該在胸部感到很輕微的伸展。目標是在這個姿勢放鬆你的上半身，並保持低負荷長時間的伸展（大約三十秒至一分鐘）。

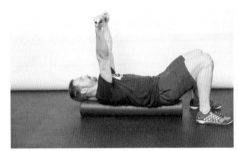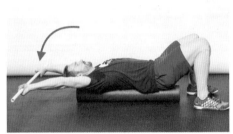

▲ 按摩滾筒放在肩胛骨之間，用 PVC 管將雙臂向頭部伸展。

做這個伸展時不要使用槓鈴或手持任何其他重物。這很容易導致肩膀關節承受太大扭力。如果你的手臂或手上感覺到任何刺痛感，這表示你伸展得太劇烈了。

後側鏈啟動

在進行任何這些上半身活動後，你需要強化身體到這新增加的靈活度中。我們很容易會專注在靈活度限制而忘了加強保持良好姿勢的肌肉。兩者在保持好的過頭靈活度中同等重要。

如果你的胸椎僵硬，你需要進行一些耐力運動以保持靈活度訓練。要做到這一點，首先趴在地上雙臂往外伸呈 L 形。注意力放在

中背，微收下巴。然後抬頭離開地面。保持這姿勢，同時專注在啟動肩胛骨之間的肌肉，維持十秒鐘。

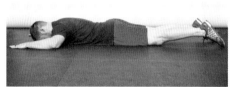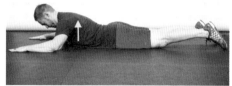

▲ 趴在地上雙臂往外伸呈 L 形，微收下巴，然後頭離開地面。

　　如果你的背闊肌或胸肌有靈活度問題，我們也需要專注在啟動肩胛骨穩定性肌肉（肩部側後肌肉組織和下斜方肌）。這是下一章節的主題！

結語

　　在進行這些正確運動之後，現在是時候檢驗你有哪些進步了。記得做靈活度訓練時要一定要使用再次測試的方法。

　　最初測試的過頭運動，應該在進行這些運動後得到進步。槓鈴過頭動作的靈活度技巧也應該更好。檢查這兩項會讓你了解所使用的這些方法是否讓你得到想要的改變。

　　今天分享的靈活度運動不是改善靈活度的神奇藥丸。他們不會在一次練習後就解決僵硬問題。但是，如果你藉由再測試發現到了動作品質的小改變，我們走在正確的路徑上了。

CHAPTER 10
穩定的肩胛骨
The Stable Shoulder Blade

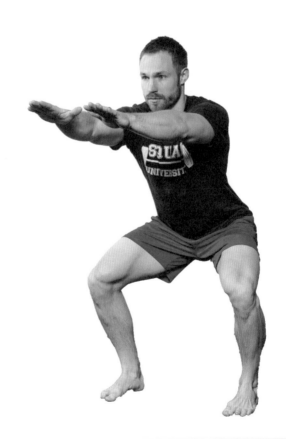

想像一下，一個小男孩正在幫父親搭起一個高梯子。小男孩跪在梯子底部，牢牢地將它固定在地上。然後父親將梯子向上推，靠在房子的一側。

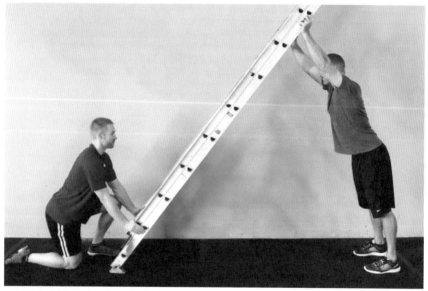

▲ 設立高梯子時，需要有人協助穩定基底。

這個例子正是每次你移動手臂時，發生在肩膀上的事。肩胛骨就像是故事裡的小男孩。附著和移動肩胛骨的小肌肉透過保持穩定的基底來「操控」手臂移動。

進行過頭槓鈴運動時，上背部的肌肉共同工作來保持槓鈴停留在理想的位置。想想看如果在父親設立高梯子時沒有兒子來協助穩定基底，會發生甚麼？將會成為一場災難。當運動員進行過頭深蹲和抓舉時如果沒有好的肩胛骨穩定性，同樣的情況也會發生。

10.1 檢視肩胛不穩定

　　雖然有很多方法來評估你的肩胛骨穩定性，T 與 Y 檢測是你在家就可以做的簡單測試，能發現固定肩胛骨的肌肉中弱的環節（確切地說是 17 個）。

　　首先跪姿，胸部朝向地板。將一隻手臂伸向外側（好像做一個側邊的字母 T）。確保手掌朝向地面，找一個搭檔下壓你伸出的手臂三秒鐘。儘量保持手臂不動。

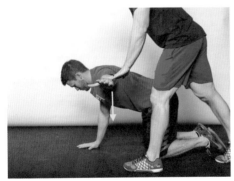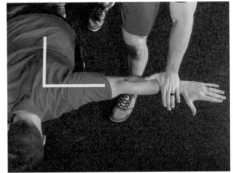

▲ 胸部朝向地板，將一隻手臂伸向外側。

　　接著，將你伸出的手臂移動到較高的位置（好像做一個側邊的字母 Y）。再次讓搭檔將你伸出的手臂下壓三秒鐘。儘量抵抗，不要移動。

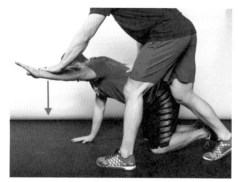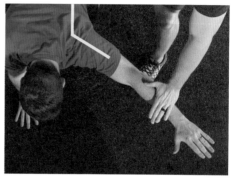

▲ 伸出的手臂移動到較高的位置，伸出的手臂下壓三秒鐘。

　　你感覺如何？保持伸出的手臂不動感覺很容易或很困難？如果你很難保持手臂不動，表示你的肩胛骨穩定性可能較差。

結語

　　肩胛骨穩定性差的運動員通常在做過頭深蹲和槓鈴抓舉動作時會有困難。如果不解決這問題，可能會導致肩膀和／或手肘疼痛的發生。如果你想保持健康並且達到你真正的力量潛能，那麼在過頭舉重中，專注在穩定你的肩胛骨非常重要！

10.2 矯正運動

現在我想與你分享兩個我最喜歡的矯正運動，來解決過頭不穩定性問題。

運動 1：外旋推

運動 2：壺鈴土耳其起立

進行每項動作時，專注在你的姿勢上。以不良姿勢（圓肩）進行運動只會讓我們嘗試解決的問題變得更糟。如果你想看到你的過頭穩定性有任何進步，你必須使用良好的姿勢！

外旋推

當運動員在抓舉或過頭深蹲時努力地將槓鈴保持在過頭位置，他們通常會使槓鈴向前傾斜。為了解決這問題，我們需要專注在啟動抵抗向前塌陷的肌肉（肩部後側的肩胛穩定肌群）。

步驟 1：（拉）右手抓住阻力帶。將阻力帶以划船動作向身體拉近。手保持在手肘正前方，手臂與地板平行。這會使穩定肩胛骨的肌肉參與。

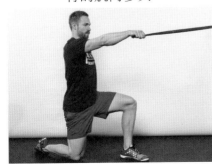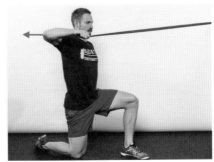

▲ 右手抓住阻力帶，將阻力帶以划船動作向身體拉近。

步驟 2： （外旋）從這位置向後旋轉肩膀。你的手現在應該指向天花板，手肘像 L 一樣彎到 90 度。

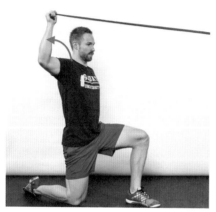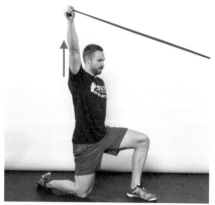

▲ 將手推到頭上方維持五秒鐘。

步驟 3： （推）接著將手推到頭上方維持五秒鐘。穩定肩胛骨的肌肉應該正在努力地防止手臂向前傾。

步驟 4： 接著，反向順序回到開始的地方。手臂降低到 L 位置，向前旋轉直到手臂與地板平行。最後，手臂向前推結束動作。

推薦組數／次數：每隻手十下，每次在頭部上方位置停留五秒。

壺鈴土耳其起立

這起立動作過程中能挑戰運動員去創造肩胛骨穩定性。每個動作轉換中，每塊穩定手臂的肌肉都努力地防止重量向前傾。

步驟 1： 首先背平躺在地板上。左腿伸直，右膝彎曲。右手握住一
　　　　 個輕的重量。將重量推向天花板。

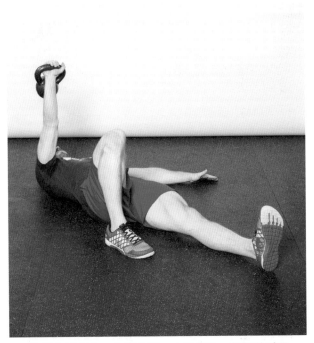

▲ 平躺在地板上，左腿伸直，右手握住一個輕的重量。

步驟 2：　接著，身體向左側旋轉，用手肘支撐住身體。動作轉換過
　　　　　程中，儘量讓左腿不離開地面。要保持這個姿勢，旋轉時
　　　　　想像你的左腳跟用力地穿過前面的牆。

　　保持重量不往前掉。用這來幫助：想像你正用握住重量的手來
平衡一杯水。如果你手臂向前傾，水就會濺出來。

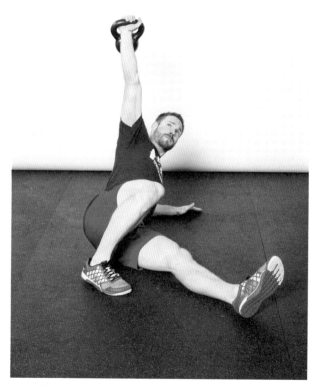

▲　身體向左側旋轉，用手肘支撐住身體。

步驟 3： 將自己往上推到側棒式。動作轉換期間暫停，並感覺肩胛
骨的位置。

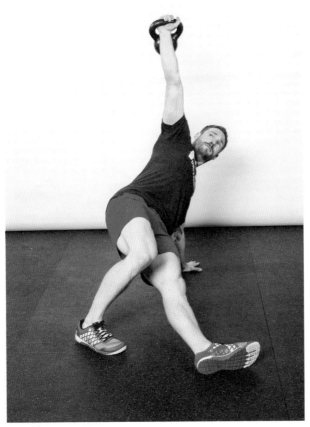

▲ 往上推到側棒式。

步驟 4: 將左腿拉到身體下方並將身體重量放到左膝蓋上。再次停
留三秒鐘。

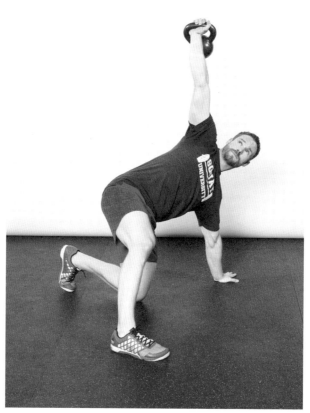

▲ 將身體重量放到左膝蓋上。

步驟 5： 向前扭轉到分腿的跪姿。停留三秒鐘。感覺肩膀後面的肌
　　　　 肉用力。

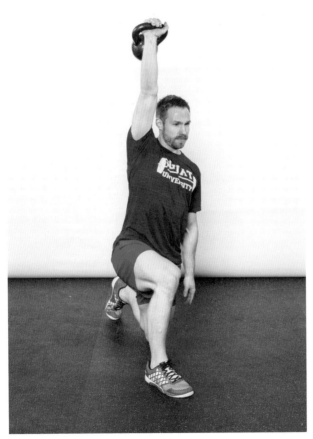

▲ 向前扭轉到分腿的跪姿。

步驟 6：

起立站直，保持手臂在頭上方伸直。

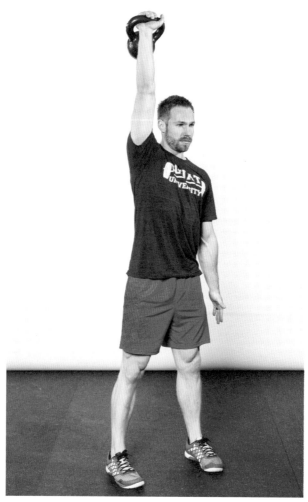

▲ 保持手臂在頭上。

步驟 7： 反向順序做相同動作直到你再次躺回地板上。要更進步，
　　　　　你可以使用更重的壺鈴。你也可以使用槓鈴來增加困難
　　　　　度。

推薦組數／次數：三組十次。

結語

　　如果你想做到良好技巧與無疼痛的過頭深蹲，非常重要的是你
要改善並保持好的肩胛骨穩定性。

CHAPTER 11
揭開深蹲神話
Debunking Squat Myths

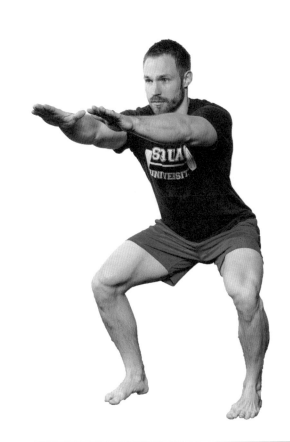

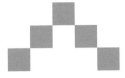

11.1 全蹲是否傷膝？

幾乎在所有阻力訓練中，深蹲都是不可缺少的運動。今天所有年齡與程度的運動員都使用槓鈴深蹲來提升力量與爆發力，但是，這運動的安全性仍存在很多爭議。關於最佳深蹲深度也有很多不同意見，有些專家聲稱盡可能蹲到最低（臀部到小腿）是唯一能進行訓練的辦法。其他人則認為全深蹲對膝蓋有害，不應該進行。那麼我們應該相信誰呢？

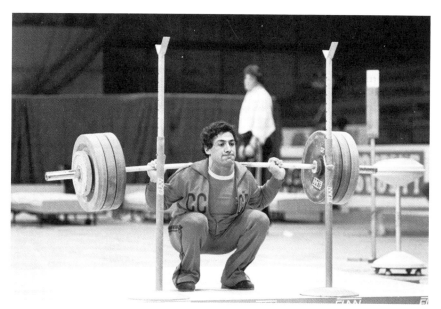

▲ 運動員深蹲實況。（照片由布魯斯 · 卡列門（Bruce Klemens）提供）

歷史 101

　　首先，我們需要討論關於深蹲的恐懼源自何處。回到 1950 那時，深蹲安全的顧慮來自一位卡爾 · 克雷恩（Karl Klein）博士。當時的目標是為了解持續嚴重膝蓋傷害的大學美式足球運動員人數增加的背後原因。他懷疑這些傷害的部分原因是團隊重量訓練時使用全幅度深蹲。克雷恩使用粗糙自製的儀器來分析幾位經常進行深蹲的運動員膝蓋。

　　1961 年，他發表了研究結果，指出深度深蹲過度伸展了膝蓋韌帶。他聲稱這證明了進行全深蹲的運動員可能會傷害膝蓋穩定性並且使自己受傷。他接著建議所有深蹲都只能蹲到平行高度。

　　克雷恩的理論最後在 1962 年的《體育話報》上刊登。這是他需要的催化劑，來散佈對深蹲的恐懼並拯救各地運動員的膝蓋。不久之後，美國醫學協會（AMA）發表了一項立場聲明，警告不要進行全深蹲，海軍陸戰隊在體能調節訓練中取消了蹲跳運動，甚至紐約學校也發表聲明禁止學校的體育老師在體育課進行全幅度深蹲。

　　有些人不同意卡爾博士的觀點。1964 年五月，約翰 · 普斯甘（John Pulskamp）博士（知名的力量與健康專欄作家）寫道：「全深蹲並不會對膝蓋不好，不應該因為擔心膝蓋傷害就將他們屏除在外」。儘管普斯甘博士做出最大努力，克雷恩博士所做出的傷害已經造成。在這十年間，全國的肌力教練都已經停止全深蹲的教學，在某些例子中，深蹲已從訓練計畫中完全消失。

由於運動科學與生物力學研究的進步，我們學到了更多關於深蹲時持續的力量。現在讓我們回顧過去幾十年所學到知識，以便更好的了解深蹲期間膝關節到底發生了什麼。

深蹲學 101

當我們深蹲時，膝蓋會受到兩種力量：剪力與壓力。剪力是透過膝蓋骨頭（股骨和脛骨）在相反方向上相互滑動的程度來衡量的。這強大的力量可能對膝蓋內的韌帶（前十字韌帶和後十字韌帶）有害。這些小韌帶是將膝蓋固定在一起並限制過度前後移動的主要結構。

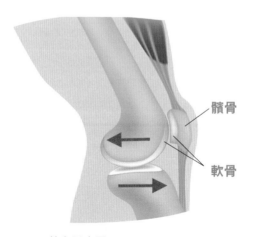

髕骨

軟骨

▲ 剪力示意圖

壓力是指身體兩個部分之間相互推壓的壓力。膝蓋中有兩個不同的區域在承受這種類型的力。半月板吸收脛骨和股骨之間的相反壓力。第二種類型的壓力在髕骨（膝蓋骨）背面和股骨之間。當膝

蓋在深蹲時彎曲，髕骨與股骨相互接觸。蹲下越深，髕骨和股骨之間的連接越多。

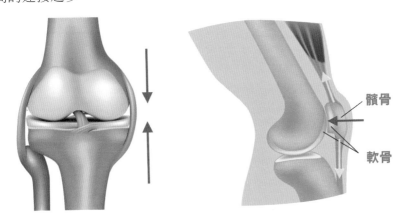

▲　壓力是指身體兩個部分之間相互推壓的壓力。

　　當我們觀察這些力量（剪力和壓力）時，我們發現它們通常是反向相關的。這意味著當膝蓋在深蹲期間彎曲時，壓力增加而剪力減小。

韌帶安全性

　　一些醫療權威警告不要進行深蹲，因為會導致韌帶的過多壓力。然而，這些顧慮似乎完全沒有科學根據。

　　如今科學告訴我們，在深蹲最低位置時，膝蓋內部的韌帶其實受到非常少的壓力。ACL（前十字韌帶）是膝蓋中最著名的韌帶。ACL 損傷很常見於美國流行的運動，例如美式橄欖球、籃球、足球、曲棍球等。實際上，深蹲時對 ACL 的壓力在下蹲時的前四英

寸（當膝蓋彎曲大約十五到三十度）最高。隨著深度增加，ACL 上的壓力顯著下降。事實上，在深蹲期間測量 ACL 受到的最高壓力，僅是最高強度的 25%（撕裂韌帶所需的力量）。

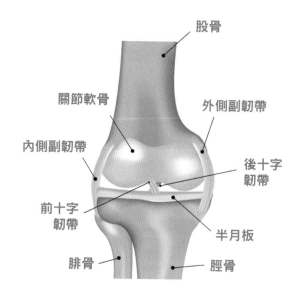

股骨

關節軟骨　　　　　　　　　　外側副韌帶

內側副韌帶

後十字
韌帶

前十字
韌帶

半月板

腓骨　　　　　　　　　　脛骨

PCL（後十字韌帶）是在膝蓋內發現的第二個韌帶。在深蹲期間，它在平行下蹲位置（約 90 度膝關節屈曲）維持最大力量。就像 ACL 一樣，這條韌帶在深蹲期間從沒有受到過多壓力。這條韌帶上記錄的最高壓力估計是一位年輕運動員 PCL 力量的 50% .

事實上，科學已經證明，深蹲的深度越低，膝蓋的韌帶就越安全。由於 壓力增加，有害的剪切力顯著下降。腿部的肌肉一起工作來穩定膝蓋，當我們深蹲時，腿後肌群與股四頭肌一起抵抗並限制膝蓋深處的過度運動。

因此，無論深蹲蹲的多低，ACL 與 PCL 都不會受到損傷！

膝關節穩定性

克雷恩博士最初的研究聲稱深度深蹲過度拉伸了將膝蓋固定在一起的韌帶，最終會導致不穩定。然而，這些說法從未被再證實過。研究人員甚至在他們自己的研究中使用了克雷恩博士測試儀器的版本。他們的研究結果推翻了克雷恩博士的研究。他們發現深度深蹲的運動員膝關節韌帶鬆弛的程度與只深蹲到平行程度的運動員沒有差別。

事實上，科學已經表示由於全深蹲提升穩定性，因此可能對膝蓋產生保護效果。1986 年，研究人員比較了舉重運動員、籃球員、棒球員與跑步選手的膝蓋穩定性。在一次強烈的深蹲訓練之後，舉重運動員的膝蓋實際上比籃球員（剛練習超過一小時）的與跑步選手（剛跑完十公里）更加穩定。1989 年，另一群研究人員證明競賽舉重運動員和健力運動員的膝關節韌帶比從未深蹲過的人較不鬆弛。一次又一次地，研究人員證明全深蹲是一項安全運動，可以被使用在健康運動員的訓練計畫。

全深蹲何時會造成傷害？

理論上，膝蓋由於全深蹲受到的傷害大部分來自過多的壓力。有些權威人士聲稱由於全深蹲會在膝蓋產生 壓力，這導致半月板和髕骨背面的軟骨磨損。雖然 壓力的增加會導致更大的傷害性，但科學並沒有確立這樣的因果關係！

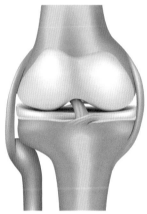
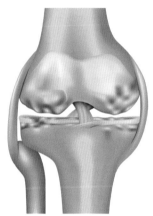

▲ 健康膝關節　　　　　　　　　▲ 軟骨磨損

　　如果真是這樣，我們應該會在舉重運動員和健力運動員的膝蓋上發現大量的關節炎。幸運的是，事實並非如此。幾乎沒有證據證明長期的重量訓練會導致膝蓋有軟骨磨損。事實上，優秀的舉重運動員和健力運動員（在深蹲的最低位置，膝蓋承受高達六倍體重負荷）比起你我的膝蓋，相對來說更健康。

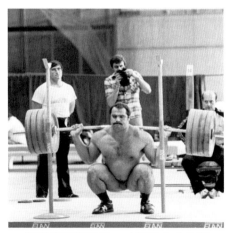

▲ 運動員深蹲實況。（照片由布魯斯 ·
　 卡列門（Bruce Klemens）提供）

深蹲深度的考量

　　在決定運動員的最佳深蹲深度時，每位教練都必須考慮幾件事情。每個人都應該有能力做到全深度的徒手深蹲。話雖如此，槓鈴深蹲的深度則應該基於運動員的特定運動要求。例如，舉重運動員需要在全深度深蹲時建立力量，以便在比賽平台上舉起最大的重量。另一方面來說，足球運動員的槓鈴深蹲就不必下蹲到最低位置。他深蹲到平行深度仍然可以獲得有效的力量和爆發力。

　　在決定最佳深蹲深度時，也需要考慮到運動員的受傷史。通常運動員在追求表現提升時會忽視他們的痛苦。俗語說「沒有付出，就沒有收穫」和「知道疼痛和受傷之間的區別」不適用於重訓室。疼痛就像汽車中的警示燈。警示燈表示出現問題。就像忽略汽車的警示燈會導致引擎問題，在重訓室中忽視疼痛會導致身體受傷。因此，如果運動員受傷了並且有膝蓋疼痛，那麼全深蹲可能不是最佳選擇。如果我們想要維持健康並繼續無傷害地比賽，深蹲的深度必須限制在無痛範圍內。

　　若無法使用良好技巧進行深蹲，也需要限制深蹲，不良的動作只會提高受傷的風險。運動員的身體就像是一台精心校準的跑車。經常用力踩油們和急轉彎會導致車子更快壞掉。深蹲也是一樣，在你身體受傷前，你也只能在一段時間內用不良姿勢舉起那些重量，不良姿勢的全深度深蹲很容易導致受傷。

　　自 1964 年來我們發現了甚麼？與主流想法相反，現在我們知道深度深蹲或「臀部到小腿」，實際上不像克雷恩博士說的如此危險。一次又一次的研究無法支持深度深蹲對健康運動員膝蓋不利的理論。

　　膝蓋健康的運動員只要不使用過重負荷，全深度深蹲應該不會造成受傷。合適的訓練計畫應該全年使用輕、中、重強度循環以減少持續性地重負荷帶來的傷害。現在你已經對全深度深蹲更了解了，盡情地蹲到底吧！

11.2 膝蓋是否應該超過腳尖？

　　很多人堅信深蹲時膝蓋絕不應該超過腳趾。我最近在密蘇里大學為物理治療系學生客座一堂課。我問了一個簡單問題：這裡有多少人認為深蹲時膝蓋絕對不能超過腳趾？每位學生都舉起他們的手。然後我接著說：「你們全都錯了。」

　　沒有人確定這個迷思哪裡來的，但是這已經成為健身與醫學界的主流。這項指導甚至成為國家肌力與體能學會（NSCA）關於如何正確教導深蹲的指南。

　　但是這真的那麼危險嗎？自 2005 年以來，我有機會在同一平台上觀看並與美國最優秀的舉重選手比賽，要在上搏時舉起最大重量，舉重選手必須在深蹲位置抓住槓鈴。槓放在胸部上時，為了保持直立，許多舉重選手的膝蓋會超過腳趾。這些舉重選手每次舉起槓鈴時都會傷害到膝蓋嗎？

膝蓋超過腳趾？

　　以前在深蹲時，限制膝蓋超過腳趾的口令只不過是對更深層問題的快速解法。事後來看，這口令的最初使用者很可能是出自善意的力量教練或物理治療師。

　　當運動員深蹲姿勢不良

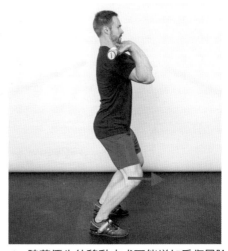

▲ 膝蓋優先的移動方式可能增加受傷風險。

時，他們經常先由腳踝移動。當腳踝移動，會使膝蓋往前移。然後身體重量會往前轉移到前腳掌。這類動作問題被稱為「膝蓋優先」方法，這種移動方式造成膝關節的剪力更大並增加受傷風險，最終導致疼痛。

　　對許多人來說，這似乎是個膝蓋問題。以向前移動膝蓋的不良姿勢深蹲的運動員經常會出現疼痛。因此，限制這種向前的動作就可以解決問題了⋯⋯對嗎？然而，限制膝蓋向前的動作只能解決大問題的一部份症狀。

　　問題其實出在平衡。膝蓋只是鉸鏈。它只會根據腳踝與臀部的狀況而向前移動。深蹲時我們真正應該關注的是臀部與踝關節的情形，而非過份關注在膝蓋發生了什麼。

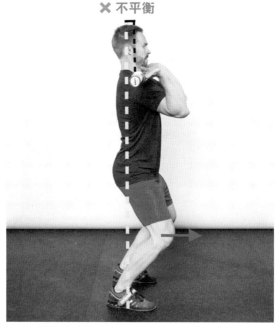

✗ 不平衡

▲ 向前移動膝蓋的不良姿勢，容易使運動員受傷。

深蹲的絕對要點之一是身體重心必須保持在兩腳之間的位置。這使我們身體保持平衡並有效地工作以產生力量與爆發力。徒手深蹲期間，我們的重心在肚臍周圍。在重量訓練期間，槓鈴成為我們的重心。我們動作的效率取決於如何能夠保持這個重量在兩腳之間。

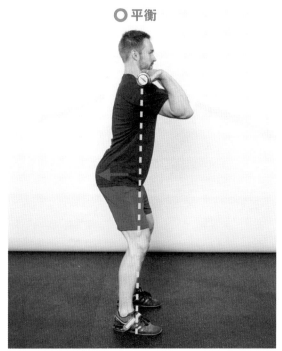

○ 平衡

▲ 身體保持平衡並有效地工作能產生力量與爆發力。

當膝蓋在深蹲前期向前移時，運動員的重心向前移動到前腳掌。因此，限制膝蓋向前的口令實際上是矯正了重心向前移動的問題。這與膝關節本身無關，而是要確保運動員保持平衡。

向後坐深蹲

　　所以我們如何矯正腳踝先移動呢？口令「向後坐下」或「臀部向後推」能使運動員在向下深蹲時由臀部先移動而非腳踝。這使身體的力量來源（後側鍊）參與。這麼做也同時限制膝蓋過早向前移動。這使運動員的重心保持在雙腳中間。

　　然而，限制膝蓋向前移動的口令只能起到某程度的作用。要達到全深度深蹲，最終膝蓋在某時點必須向前移動。我們蹲得越深，膝蓋就越需要向前移動才能保持平衡。這概念對很多醫療界人士來說很難理解。讓我接著解釋。

　　為了達到全深度深蹲，臀部重心最終必須被拉到膝蓋下方，這使我們保持平衡與胸部挺直。因為膝蓋是鉸鏈關節，根據臀部與腳踝的情形而移動，此刻它會向前移動。

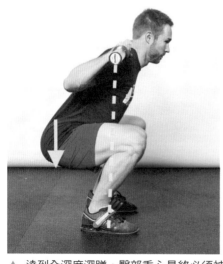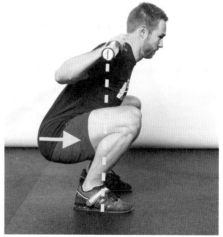

▲ 達到全深度深蹲，臀部重心最終必須被拉到膝蓋下方。

　　運動員將膝蓋向前移動甚至超過腳趾是很正常的。重點在於體重的分布與保持重心在雙腳中間。我們應該關注膝蓋何時向前超過腳趾，而非是否超過的問題。

槓鈴深蹲

　　舉重運動中，運動員經常使用低槓後背深蹲技巧，這位置將槓固定在肩胛骨中間位置。運動員在深蹲時使用「臀部向後」的方式，並使軀幹傾斜以使槓在雙腳中間保持平衡。這使得絕大部分重量是通過臀部力量與最小的膝蓋向前動作舉起。因為我們的臀部非常強壯，運動員用這技巧可舉起超過一千磅！

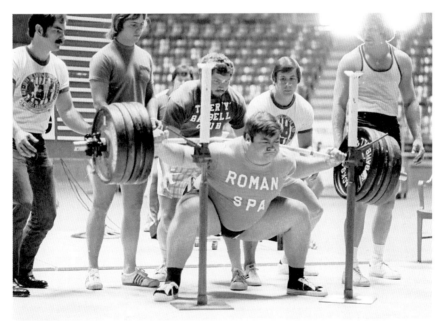

▲ 運動員深蹲實況。（照片由布魯斯・卡列門（Bruce Klemens）提供）

　　然而，這種深蹲技巧只能下蹲到某個程度。如果運動員嘗試低槓後背深蹲到接近地面，他最終會像手風琴一樣折為兩半！

　　舉重運動中，運動員經常使用高槓背蹲、前蹲、過頭深蹲等技巧。這些槓鈴動作相似於運動員在抓舉，上搏與挺舉競賽裡使用的位置。這些舉重需要更多臀部與膝蓋之間的平衡才能保持軀幹挺直。運動員需要盡可能地蹲低才能有效地舉起極大重量。

　　允許膝蓋最終能向前移動，運動員能下蹲到深度挺舉與抓舉而不會向前傾倒。因此，舉重運動員無法像健力運動員使用低槓技巧那樣的進行前蹲。

　　雖然剪力已被證實在膝蓋向前的全深蹲會增加，但身體可以適當地處理而沒有受傷風險。如果適當地採取「臀部先動」的方法，膝蓋超過腳趾不但是安全的而且是必需的。

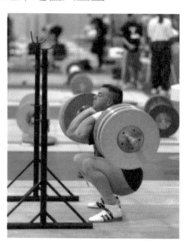

▲ 運動員深蹲實況。（照片由布魯斯・卡列門（Bruce Klemens）提供）

✛ 重點精華

下次當你看某人深蹲時，注意看哪個關節先移動。以不良姿勢動作的人會先移動膝蓋。相反來說，動作良好的運動員會首先移動臀部向後。

科學已證明健康運動員的膝蓋在深蹲最低位置是安全的。無可否認這項研究。只要避免過重的負荷以及使用良好技巧，在深蹲最低位置時，膝蓋可以，而且必須超過腳趾讓臀部能完全蹲下。

力量教練麥可 · 鮑伊（Michael Boyle）曾寫道：「問題不在於膝蓋的位置，而是在於重量分布在哪裡以及哪個關節先移動？」記住！膝蓋只是一個鉸鏈關節。只要保持穩定（與腳掌對齊），我們就不應該擔心它。正確的深蹲在於先移動臀部且保持平衡。其餘的部分身體自己會調整。

11.3 腳尖向前或向外？

　　最近一次的深蹲大學研討會上，一位運動員問我為何要求每個人以腳尖向前做深蹲？這不是我第一次被問到這問題。今日的健身界對於深蹲時腳趾位置的建議存在很多爭議。一些專家說腳應該一直保持向前。其他人主張腳趾應該向外張開某個角度。到底誰是對的？

　　這其實是個棘手的問題。答案是兩者皆對。接下來讓我解釋。

腳趾向前的爭論

　　深蹲首先是一個動作，其次才是個運動。當我審視一個新的運動員時，我想看他／她脫鞋，用腳趾向前做深蹲的能力。我的目的是評估他的動作。這方法使我能看出運動員的所有弱聯結。

　　腳趾朝向前深蹲比起腳趾朝向外要來得困難。我想沒有人會反對這說法。但是，這就是

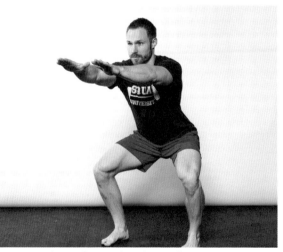

▲ 深蹲到全深度且腳趾向前，運動員必須有足夠的骨盆／核心控制能力。

審視的重點。

　　為了能深蹲到全深度且腳趾向前，運動員必須有足夠的腳踝與臀部活動度，以及足夠的骨盆／核心控制能力。他們還必須有良好的協調與平衡。將腳趾向外某個角度能使多數人做到全深度深蹲且維持更挺直的胸部。有少數人因為構造異常的原因，總是無法進入深蹲的位置。有些人天生就有遺傳異常。話雖如此，多數運動員應該能夠深蹲到接近地面的位置。

　　徒手深蹲為其他運動，如跳躍與著陸奠定動作基礎。當你著陸時腳尖朝外並且膝蓋塌陷會發生許多膝蓋受傷的情形。必須做跳躍與落地的運動員在膝蓋向內塌陷與翻轉時會撕裂前十字韌帶（ACL）。我的目標是讓運動員以良好方式跳躍與著陸，因此降低令他們賽季結束的受傷。

腳趾向外的爭論

　　一旦你拿起槓鈴，深蹲就變成一項運動。因此，動作模式會有些改變，變得更具運動特性。這包括了將腳趾略微向外。這麼做可以為深蹲創造力學優勢。不僅提供了較廣的支撐基礎，並且不會以最大程度挑戰骨盆控制與活動度。

　　這也是為何有些運動員將腳趾外轉時能蹲得更低，藉由向外旋轉臀部，我們通常能達到更低且更好看的深蹲。

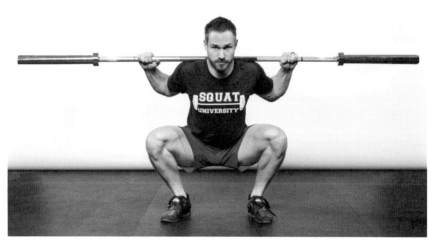

▲ 向外旋轉臀部，能達到更低且更好看的深蹲。

當臀部向外旋轉時，我們的大腿內側的內收肌會延長。當我們深蹲時，這些肌肉處於更好的位置以產生力量（長度／張力關係）。如果你深蹲時將腳趾略為向外，這代表內收肌被打開並且更有力量。內收大肌被證明有助於髖部伸展（由蹲下到站立的動作）。來自內收肌的幫助越多，代表舉起槓鈴的方式更強壯更有效。

儘管如此，腳趾向外轉僅能改變內收肌群的開啟。臀部

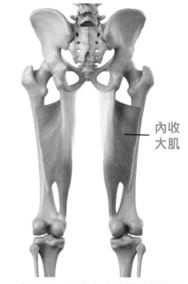

內收
大肌

▲ 內收大肌被證明有助於髖部伸展。

肌肉與股四頭肌（深蹲中的主要力量來源）並沒有明顯的更加倍激活。研究顯示，腳趾向外超過三十度會變成沒有效，因此，你做槓鈴深蹲時應該將腳趾向外十到三十度之間，永遠使用身體最舒服的位置。記住，沒有兩個深蹲會看起來完全一樣。你和你的朋友在舉起槓鈴時會有不同的深蹲站姿，這是正常的。

結語

　　這個論點很簡單。我相信我們應該有以腳趾向前徒手深蹲的能力。如果你做不到，你可能需要一些訓練。我建議你槓鈴深蹲時將腳趾轉向外以達到最佳表現。

　　這是訓練與檢測之間的差別。檢測應該指出並說明我們活動上的限制，訓練應該著重與加強我們目前動作的能力。當訓練運動員時，你必須了解檢測與訓練的不同。

CHAPTER 12

真正的深蹲
科學

The Real Science
of the Squat

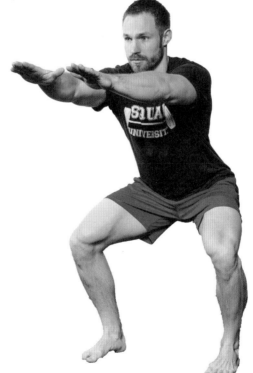

為什麼使用相同重量前蹲舉比背蹲舉更加困難？低槓位背蹲舉是否比高槓位版本更好？這是我們常有的問題？為了回答這些問題，我們必需看那些深蹲動作背後的祕密和暸解其科學。

如果你是愛車人士，你應該想知道你的引擎實際上如何運作的。你應該讀過文章描述雪芙蘭科維特和福特野馬不同之處。你知道渦輪增壓 V6 引擎和標準 V8 引擎間馬力與扭矩的如何不同。

這是你的入門課程來暸解身體力學。我們將討論在不同深蹲技巧扭矩產生，以及在你訓練中那意味著什麼。提醒一下：這一章可能有一點難理解。然而，我會盡可能以簡單地教這些概念。歡迎來到深蹲生物力學入門。

12.1 深蹲生物力學 ──────── ⌄

生物力學術語簡單來說是指力量的研究和它如何作用於人體。

當運動科學家分析運動員，他們通常會探討在動作中不同力量的產生。扭矩是在研究中不同參數之一。扭矩是在關節中產生旋轉的力量。

解釋什麼是扭矩同時如何影響我們的身體，我喜歡用一個我最早在大學物理課學到簡單的例子。很多肌力與體能專家們在他們的教學中用過類似的例子。特別是，馬克 · 銳普托（Mark Rippitoe）在他的著作《肌力訓練聖經》（Starting Strength）與安格魯 · 菲萊（Andrew Fry）的研究，是兩個很棒的例子值得一讀。

嘗試拿著一個啞鈴向前舉到肩膀高度不動。你是否感覺到重量將你的手向下拉？你感受到的是地心引力。它總是垂直向下。當地心引力將啞鈴向下拉，它在肩關節產生扭矩。這個力量是扭矩。肩部肌肉必需啟動來克服這個力量防止重量移動。

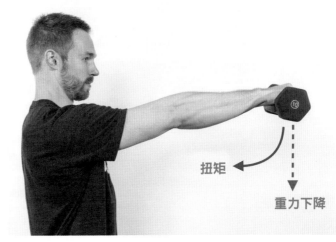

扭矩

重力下降

▲ 扭矩與重力示意圖。

　　為了要計算在肩膀有多少扭矩產生，我們必需了解一些事。我們需要找出手拿重量的人的手臂長度。這個長度介於轉軸（在這個例子是肩部）與作用在那個關節上的力線（重力），產生我們所説的力臂。

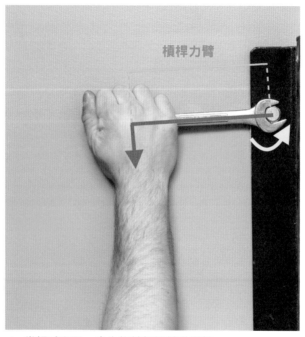

▲ 當扳手向下，產生旋轉扭矩轉動螺絲。

　　你也可以想像力臂像是扳手轉動螺絲。當扳手向下，它產生了旋轉扭矩轉動了螺絲。

　　讓我們回到物理課來看看我們如何計算這個在肩關節的旋轉力量。一個簡單的公式：

扭矩＝力臂 × 力

　　你會注意到在公式中的力臂不是槓桿。力臂是槓桿起點（關節軸）與重力線的垂直距離。它總是在九十度。因為這個原因，他將會改變長度基於槓桿角度改變。

　　在我們的例子，手臂伸直在身體前方。這代表著（槓桿）已經與重力力線垂直。因為這個原因，我們手臂的長度（槓桿）即為力臂長度。讓我們假設你的手臂大約是七十五公分長（大約是三十英吋）。是的，大多數數學公式採用公制單位。

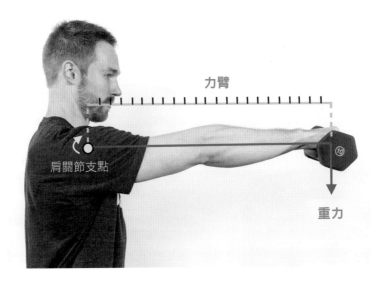

為了要計算扭矩，我們還需要知道有多少力量施加在槓桿上。讓我們假設啞鈴重量為十磅；現在換算十磅為 44.5 牛頓（力的單位）。為了得到 44.5 牛頓，你必須把十磅換算成 4.54 公斤。然後乘以 9.8 m/s^2（標準重力加速度），產生 44.5 牛頓。更重重量將會產生更大牛頓數值。

　　肩部的扭矩公式應該會看起來像這樣。

扭矩＝力臂 × 力

＝ 0.75 公尺 × 44.5 牛頓

＝ 33.4NM 或牛頓米力施加在肩部

　　這代表在肩部的肌群需要抵抗 33.4 牛頓米的力（大約是 24.6 英尺磅）來舉起十磅重量延伸在身體前方位置。

　　你可能問自己：「如果我把手舉到不同位置會怎樣？」如果我們把啞鈴舉到我們肩關節上方，我們改變了力臂長度。這是因為手臂已經不再垂直於重力力線。當我們的手臂長度（槓桿）維持不變，現在的力臂比我們將手延伸在身體前方的短。

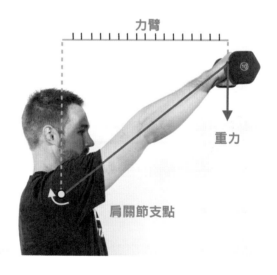

　　這力臂改變減少了在肩關節的扭矩。假設我們手臂舉到 130 度。因為我們不知道新的力臂長度，我們需要使用三角函數來計算距離。在肩部的扭矩公式應該看來像這個：

扭矩＝（力臂 × sin Θ）× 力
＝（0.75 公尺 × sin130°）× 44.5 牛頓
＝ 25.4 牛頓米

　　當手臂舉到更高位置，力臂變得更短。啞鈴在肩關節產生較少扭矩。這就是為什麼把啞鈴靠近胸比在你的前方更容易。

　　另一容易的方法瞭解這個概念是用啞鈴慢速出拳。將啞鈴遠離身體是更難或是更容易？很明顯的，當重量靠近你的身體時重量更容易維持！那是因為力臂（從重量到肩關節）在這個位置較短。在舉起重量時較小力臂產生較小扭矩。

12.2 深蹲分析 1.0

當我們看深蹲，我們一般看三個主要部位：

1. 膝關節
2. 髖關節
3. 下背部

當我們嘗試計算在深蹲時這些關節的力量時，我們需要知道兩件事。首先，我們需要知道這些關節的位置或角度。來測量扭矩，我們常拍動作定格或快照。讓我們來計算在特定時間產生多少扭矩。這稱為靜態模型。

雖然用靜態模型來確定關節扭矩並不完美，多數專家們認為產生結果仍能在實際扭矩 10% 範圍內。

當深蹲停在某些位置，我們可以測量各關節的角度。背角度由軀幹延伸線和地板構成，髖角度是由背部和大腿位置構成。膝角度是由大腿和小腿位置構成。

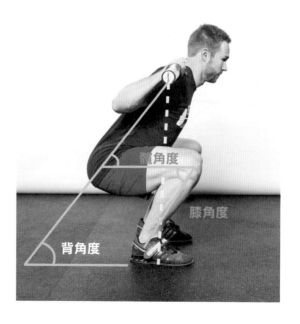

　　提示：膝角度是在旋轉點（膝關節）測量。當腳是伸直的，膝關節屈曲是零度。當膝關節進入屈曲位置（像當我們深蹲時），角度增加。這是為什麼全深蹲位置將記錄膝關節角度大於 120 度而不是 60 度。

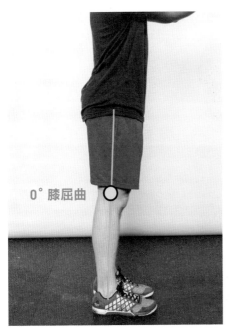
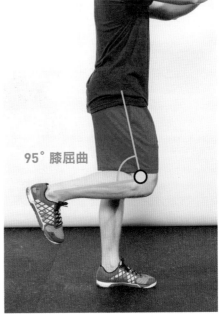

　　接下來，我們需要測量槓桿長度。這些長度將改變基於運動員的解剖構造和他／她做槓鈴深蹲技巧而不同。

　　在深蹲時，重力將槓鈴向下拉，正如同前面啞鈴的例子。重力

經常以劃垂直線通過槓鈴中開代表。這垂直線穿過身體和大腿。

在深蹲時，槓鈴移動軌跡應該垂直在運動員腳掌中間。我們可以用這假想線代表重力線。

這條垂直線到關節中心的距離成為槓桿，正如同板手轉動螺絲，槓桿長度可以協助我們確定力臂長度，力臂愈長，在深蹲時將會在關節產生更多扭矩。

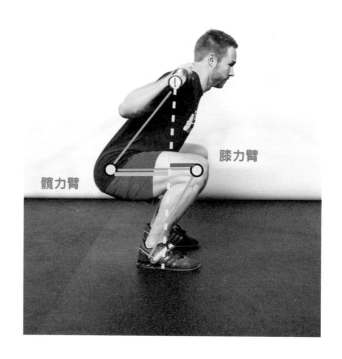

常常運動科學家分析深蹲蹲到平行位置（髖部皺褶與膝蓋同高）。在這個位置（正像運動員拿著啞鈴直在身體前方），槓桿和力臂將會是相同長度。

高槓位背蹲分析（225 磅）

假設我們有一個運動員以高槓背蹲 225 磅（102 公斤）。這個方式將槓鈴放在靠近頸部的肩膀和上斜方肌上。常見舉重選手使用，類似抓舉和挺舉在競賽中的姿勢。

深蹲到平行位置，我們可以動作定格。以這個例子來看，假設膝關節停在 125 度，髖關節 55 度。背角度也是 55 度。因為我們假設大腿與地板平行，髖關節角度和背角度將會是一樣的。

為了要簡化這個分析（拯救自己面對困難的三角函數），我來測量力臂。假設膝力臂在這個高槓位深蹲是 7.5 英吋長（或 0.19 公尺，數學考量），髖力臂是 10.5 英吋長（或 0.27 公尺）。記得，力臂長是從關節到那條穿過腿部中間的重力垂直線力線距離。這意味著大腿總長是十八英吋（髖力臂＋膝力臂＝大腿總長）。

就這個分析結果而言，下背將會代表連結脊椎和骨盆。為了這個原因，力臂將會從這個點到重力垂直線。因為旋轉軸相對靠近髖關節，背槓桿將會和髖槓桿完全相同。

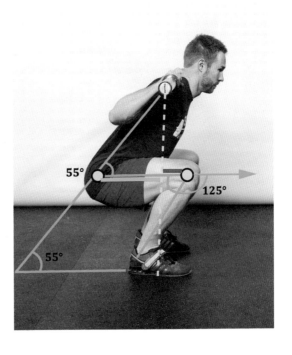

為了要做這個計算，我們也需要計算槓鈴的重量，以知道有多少力向下。225 磅等於 1,000.85 牛頓力。我們現在可以把這些數字放進數學公式來確定扭矩。

扭矩＝力臂 × 力
＝ 0.19 公尺 × 1,000.85 牛頓
＝ 190.2 NM 或牛頓米力施加在 125 度的膝關節上。

扭矩＝力臂 × 力
＝ 0.27 公尺 × 1,000.85 newtons
＝ 270 NM or 或牛頓米力施加在 55 度的髖、腰椎／骨盆複合體上。

低槓位深蹲分析（225 磅）

如果這位運動員現在以不同技巧深蹲 225 磅？假設這位運動員現在用低槓位深蹲技巧。這變化槓鈴在背部位置比高槓位深蹲低二至三吋。槓鈴通常置於肩胛骨中間。健力選手通常用它來舉起更重的重量。為了要保持平衡（槓鈴位於腳掌中間），胸必需向前傾更大角度。

這樣對身體力學槓桿有兩個改變。首先，軀幹向前傾倒帶動臀部向後。這樣拉長了髖和背的力臂，也縮短了膝力臂。

讓我們假設膝力臂現在是 5.5 英吋（0.14 公尺）比較高槓位深蹲時的 7.5 英吋。這將明顯地拉長髖力臂後 10.5 英吋到 12.5 英吋（0.32 公尺）。

在平行定格位置，我們看到這個選手在假設姿勢略有不同。

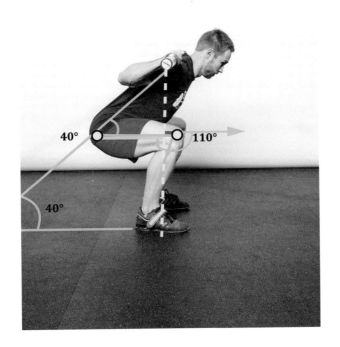

- 膝關節 110 度（比高槓位深蹲角度更大）
- 髖、背角度 40 度（由於較傾斜姿勢比高槓位技巧角度小）

扭矩＝力臂 × 力
＝ 0.14 公尺 × 1,000.85 牛頓
＝ 140.1 NM 或牛頓米力施加在膝關節 110 度時

扭矩＝力臂 × 力
＝ 0.32 公尺 × 1,000.85 牛頓
＝ 320.3 NM 或牛頓米力施加在髖、腰椎／骨盆複合體 40 度

前深蹲（225 磅）

　　現在來看前蹲舉。前蹲舉關節負荷不同於前兩種技巧。這是因為槓鈴支撐在胸前。這將需要更垂直的軀幹姿勢來保持槓鈴在腳掌中間上方位置同時讓身體保持平衡。這個方式也經常被舉重運動員使用，因為動作與挺舉相似。

　　髖關節和膝關節必將向前推來保持平衡，軀幹必須保持更直立的姿勢。如果你嘗試前蹲時臀部向後推太多，槓鈴很可能會從你的胸滾落掉到地上。

　　假設運動員膝力臂長 8.5 英吋（0.22 公尺）。這比高槓位深蹲。這是常見的改變，在前深蹲時膝蓋稍微向前一些來保持平衡。這較長的膝力臂製造了較短的髖力臂 9.5 英吋（0.24 公尺）。

　　如果我們將前蹲舉定格在大腿平行位置，我們看到和其他深蹲的一些差異。

- 膝關節 130 度（類似兩個背蹲技巧，前膝關節位置較多）
- 髖角和背角 75 度（由於更直立的身體位置，比背深蹲角度更大）

　　扭矩＝力臂 × 力

　　＝ 0.22 公尺 × 1,000.85 牛頓

　　＝ 220.2 NM 或牛頓米力量施加在膝關節 130 度時

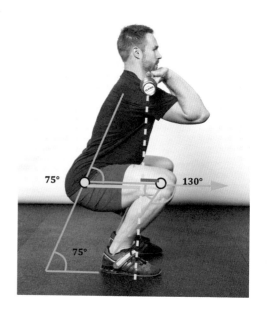

扭扭矩＝力臂 × 力

＝ 0.24 公尺 × 1,000.85 牛頓

＝ 240.2 NM 或牛頓米力量施加在髖、腰椎／骨盆複合體 75 度時

對比分析（225 磅）

在這個章節，我們評估一位運動員以三種不同技巧槓鈴深蹲 225 磅（102 公斤）。在計算出三種深蹲到同樣深度的扭矩後，我們能夠看到一些有趣的事情。

- 前蹲舉在膝關節扭矩最大（220.2 牛頓米），緊接著是高槓位深蹲（190.2 牛頓米），然後是低槓位深蹲（140.1 牛頓米）。這意味著前蹲舉比起高槓位深蹲，膝關節扭矩高 15%，比起低槓位深蹲高 57%。
- 比起兩種背蹲舉技巧（高槓位 270 牛頓米和低槓位 320.3 牛頓米），前蹲舉在髖關節與下背扭矩較少（240.2 牛頓米）。這意味前蹲舉比高槓背蹲髖關節扭矩少 12%，比起低槓位背蹲少 25%。

如果一位運動員以這三種深蹲技巧舉起相同重量，我們可以假設前蹲舉將會做起來最困難。根據這個分析，低槓位背蹲將是最容易，最有效的方式舉起 225 磅。低槓位背蹲是機械效率最高的技巧。

經驗豐富舉重選手會同意，比起前蹲舉，背蹲舉技巧更容易舉起更大重量。另外，在觀看健身比賽時，幾乎所有的選手們會使用低槓位背蹲來比賽而不是高槓位深蹲。

12.3 深蹲分析 2.0

　　我們現在需要更深入觀察三種深蹲技巧並實際比較。在本章第一部份，我們沒有討論當槓桿上的拉力改變會發生什麼。不僅可以透過力臂長度來操縱扭矩，也可以透過改變下拉槓桿的力量。

　　當我們拿著一個十磅的啞鈴在肩膀前方，在你的關節大約有44.5 牛頓的下拉力量。這個數值代表重量的重力加速度。在我們的例子，在肩關節產生了 33.4 牛頓米的扭矩。我們透過帶入力臂長度（0.75 公尺或大約 30 英吋）、手臂角度和啞鈴重量來取得這個數值。

　　肩部扭矩公式應該看來像這個：

扭矩 = 力臂 × 力

　= 0.75 公尺 × 44.5 牛頓

　= 33.4 NM 或牛頓米力量施加在肩部

　　在另一方面，如果我們現在拿 20 磅啞鈴嘗試舉起並維持相同姿勢？這重量將轉換成大約 89 牛頓。為了取得 89 牛頓，你必須換算 20 磅到 9.1 公斤。然後乘以 9.8 m/s^2（標準重力加速度）得到 89 牛頓。如果我們假設我們的手臂長度沒有改變，數學功式計算出新的扭矩將會是：

扭矩＝力臂 × 力

　= 0.75 公尺 × 89 牛頓

　= 66.75 NM 或牛頓米力量施加在肩部

現在我們知道扭矩能透過改變力臂長或下拉槓桿的力量,現在來分析深蹲的重量。保守估計當一位運動員使用低槓位深蹲技巧可以比高槓位深蹲技巧多 15% 重量。因為這個原因,在競賽中多數健力選手使用低槓位變化動作多於高槓位背蹲。我們也可以做一個有根據的猜測,相較前蹲舉,大多數運動員高槓位背蹲可以多負 15% 重量。

如果我們假低槓位背蹲最大反覆次數重量為 500 磅,這將意味這個人理論上可以高槓位背蹲 435 磅和前蹲舉大約 378 磅。來看看槓鈴重量如何改變施加在身體各個關節複合體的扭矩。

低槓位背蹲(500 磅)

如果我們假設一位選手能夠低槓位背蹲 500 磅,這意味將是 2,224.1 牛頓力量將槓鈴下拉。這比之前 225 磅槓鈴要大上許多。

為了這個分析,我們將會使用和之前例子相同力臂和關節位置。我們會再次將深蹲定格在平行位置(髖與膝成一線)。我們唯一改變的是槓鈴的重量。

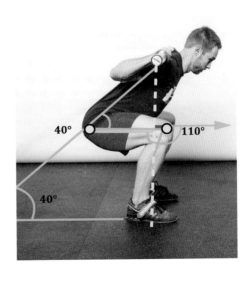

扭矩＝力臂 × 力

＝ 0.14 公尺 × 2,224.11 牛頓

＝ 311.4 NM 或牛頓米力量施加在膝關節 110 度時

扭矩＝力臂 × 力

＝ 0.32 公尺 × 2,224.11 牛頓

＝ 711.7 NM 或牛頓米力量施加在髖關節、腰椎／骨盆複合體 40 度時

高槓位背蹲分析（435 磅）

　　現在讓我們看看當運動員在高槓位背蹲舉起 435 磅（1,934.98 牛頓）會如何。用這個技巧，膝關節角度較小（現在是 125 度，和之前低槓位技巧 120 度相比）。髖關節角度將會是 55 度，比起低槓位背蹲髖角度 40 度更大。這是正常的改變由於這個深蹲技巧變化軀幹更直立。

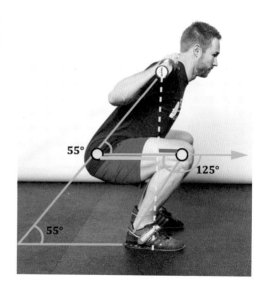

扭矩＝力臂 × 力

＝ 0.19 公尺 × 1,934.98 牛頓

＝ 367.6 NM 或牛頓米力量施加在膝關節 125 度時

扭矩＝力臂 × 力

＝ 0.27 公尺 × 1,934.98 牛頓

＝ 522.4 NM 或牛頓米力量施加在髖關節、腰椎／骨盆複合體 55 度時

前蹲舉分析（378 磅）

最後，假設同一位運動員嘗試以前蹲舉技巧舉 378 磅（1,681.43 牛頓）。在深蹲到平行位置定格，角度將會從之前的兩個技巧再次改變。前蹲舉使用較多膝關節角度（130 度）。它也用更垂直的軀幹來保持槓鈴平衡在腳掌中間。這打開了髖關節和下背部到 75 度。

扭矩＝力臂 × 力

＝ 0.22 公尺 × 1,681.43 牛頓

＝ 369.9 NM 或牛頓米力量施加在膝關節 130 度時

扭矩＝力臂 × 力

＝ 0.24 公尺 × 1,681.43 牛頓

＝ 403.5 NM 或牛頓米力量施加在髖關節、腰椎／骨盆複合體 75 度時

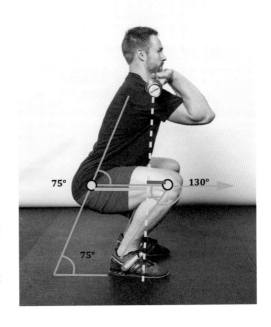

對比分析（不同技術與重量）

通過這個分析，我們可以看到和上一個分析明顯差別，與不同深蹲在相同重量分析相比。

- 低槓位背蹲比較起其他技巧明顯在下背部（腰椎／骨盆）和髖關節有更大扭矩。在平行定格分析，711.7 牛頓米在下背和髖關節。比較起其他技巧（高槓位背蹲 522.4 牛頓米和前蹲舉 403.5 牛頓米）。相較之下，低槓位深蹲比起高槓位深蹲在髖和下背多出 36% 扭矩，比前蹲舉多出 76%。
- 低槓位背蹲，然而，比較起其他技巧在膝關節有較少扭矩。
- 高槓位背蹲和前蹲舉相對在膝關節有相同扭矩。儘管在前蹲舉有較長力臂和較小角度，背蹲舉重量愈重，膝關節的扭矩會增加到相同水平。

結語

正如你在分析中看到的，改變槓鈴的重量可以顯著改變在不同關節複合體上產生的扭矩。變量的最小變化（槓鈴的重量，使用的技巧等等）可以大大改變施加你身上的力量。

這讓身為教練的我們可以依據各別需求給予運動建議。舉例來說，一位運動員因膝蓋受傷，在槓鈴深蹲時還沒有辦法承受較多膝蓋向前位置，比較起高槓位變化，低槓位深蹲較為有利。這是因為高槓位背蹲在膝關節有較大扭矩。

另外，一位面對背痛的運動員，將受益於使用前蹲舉替代傳統的背蹲舉。這是因為比較起其他兩個背蹲舉變化，前蹲舉在膝關節

有較少扭矩。我建議只能應用在如果受傷運動員能夠以適當技巧來做前蹲舉。一位運動員核心控制不佳或胸椎活動度受限，可能發現難以做到預設動作。

　　對健康運動員的運動建議，運動不應只持續在一個關節受力。研究顯示，健康的運動員可以很容易地承受三種深蹲技巧中的任何一種。你不應該擔心使用高槓位或低槓位背蹲傷害膝關節。膝關節內的 ACL 和其他韌帶應該是完全安全的。只要使用良好的技術，關節壓力永遠不會超過有害水平。

　　運動員應使用採用多重深蹲技巧的訓練計劃，來確保更平衡地降低過度運動傷害風險。

Notes

Chapter 1

1. C. C. Prodromos, Y. Han, J. Rogowski, et al., "A Meta-analysis of the Incidence of Anterior Cruciate Ligament Tears as a Function of Gender, Sport, and a Knee Injury-reduction Regimen," Arthroscopy 12 (December 23, 2007): 1320–25.
2. T. Krosshaug, A. Nakamae, B. P. Boden, et al., "Mechanisms of Anterior Cruciate Ligament Injury in Basketball: Video Analysis of 39 Cases," American Journal of Sports Medicine 35, no. 3 (2007): 359–66.
3. B. P. Boden, G. S. Dean, J. A. Feagin, et al., "Mechanisms of Anterior Cruciate Ligament Injury," Orthopedics 23, no. 6 (2000): 573–78.
4. M. Kritz, J. Cronin, and P. Hume, "The Bodyweight Squat: A Movement Screen for the Squat Pattern," National Strength and Conditioning Association 31, no. 1 (2009): 76–85.

Chapter 2

1. J. J. Crisco, M. M. Panjabi, I. Yamamoto, and T. R. Oxland, "Stability of the Human Ligamentous Lumbar Spine. Part II: Experiment," Clinical Biomechanics 7 (1992): 27–32.
2. P. Kolar, J. Neuwirth, J. Sanda, et al., "Analysis of Diaphragm Movement during Tidal Breathing and during Its Activation while Breath Holding Using MRI Synchro- nized Spirometry," Physiological Research 58 (2009): 383–92.
3. D. A. Hackett and C-M. Chow, "The Valsalva Maneuver: Its Effect on Intra-ab- dominal Pressure and Safety Issues During Resistance Exercise," Journal of Strength and Conditioning Research 27, no. 8 (2013): 2338–45.
4. S. G. Grenier and S. M. McGill, "Quantification of Lumbar Stability by Using 2 Different Abdominal Activation Strategies," Archives of Physical Medicine and Reha- bilitation 88, no. 1 (2007): 54–62.
5. J. Cholewicki, K. Juluru, and S. M. McGill, "Intra-abdominal Pressure Mechanism for Stabilizing the Lumbar Spine," Journal of Biomechanics 32, no. 1 (1999): 13–17.
6. M. Rippetoe, Starting Strength: Basic Barbell Training, 3rd ed. (Wichita Falls, TX: The Aasgaard Company, 2011).

Photo Attribution

1. The Diaphragm: Designua/Shutterstock.com

Chapter 3

1. P. O. McKeon, J. Hertel, D. Bramble, and I. Davi, "The Foot Core System: A New Paradigm for Understanding Intrinsic Foot Muscle Function," British Journal of Sports Medicine 49 (2015): 290.
2. S. M. Roach, J. G. San Juan, D. N. Suprak, et al., "Passive Hip Range of Mo- tion Is Reduced in Active Subjects with Chronic Low Back Pain Compared to Controls," International Journal of Sports Physical Therapy 10, no. 1 (February 2015): 13–20.

Chapter 5

• K. Bennell, R. Talbot, H. Wajswelner, W. Techovanich, and D. Kelly, "Intra-rater and Inter-rater Reliability of a Weight-bearing Lunge Measure of Ankle Dorsiflex- ion," Australian Journal of Physiotherapy 44, no. 3 (1998): 175–80.
• M. Reinold, "Ankle Mobility Exercises to Improve Dorsiflexion," accessed on December 1, 2015, MikeReinold.com.
• G. W. Hess, "Ankle Impingement Syndromes: A Review of Etiology and Related Implications," Foot Ankle Specialist 4, no. 5 (2011): 290–97.
• J. Dicharry, Anatomy for Runners (New York: Skyhorse Publishing, 2012).
• R. Schleip and D. G. Muller, "Training Principles for Fascial Connective Tissues: Scientific Foundation and Suggested Practical Applications," Journal of Body- work & Movement Therapies 17 (2013): 103–15.
• T. A. Jarvinen, L. Jozsa, P. Kannus, T. L. Jarvinen, and M. Jarvinen, "Organization and Distribution of Intramuscular Connective Tissue in Normal and Immobilized Skeletal Muscles: An Immunohisto Chemical, Polarization and Scanning Elec- tron Microscopic Study," Journal of Muscle Research and Cell Motility 23, no. 3 (2002): 245–54.

- B. Vicenzino, M. Branjerdporn, P. Teys, and K. Jordan, "Initial Changes in Poste- rior Talar Glide and Dorsiflexion of the Ankle after Mobilization with Movement in Individuals with Recurrent Ankle Sprain," Manual Therapy 9, no. 2 (May 2004): 77–82.
- A. Reid, T. B. Birmingham, and G. Alcock, "Efficacy of Mobilization with Move- ment for Patients with Limited Dorsiflexion after Ankle Sprain: A Crossover Trial," Physiotherapy Canada 59, no. 3 (2007): 166–72.

Photo Attribution
1. Bones of Human Foot: BlueRIngMedia/Shutterstock.com

Chapter 7
1. D. Harvey, "Assessment of the Flexibility of Elite Athletes Using the Modified Thomas Test," British Journal of Sports Medicine 32, no. 1 (1998): 68–70.
2. M. Leunig, P. E. Beaule, and R Ganz, "The Concept of Femoroacetabular Im- pingement: Current Status and Future Perspectives," Clinical Orthopedics and Related Research 467, no. 3 (March 2009): 616–22.
3. M. P. Reiman and J. W. Matheson, "Restricted Hip Mobility: Clinical Suggestion for Self-mobilization and Muscle Re-education," International Journal of Sports Physical Therapy 8, no. 5 (October 2013): 729–40.

Photo Attribution
1. The Hip Joint: AlilaMedicalMedia/Shutterstock.com

Chapter 8
1. P. B. O'Sullivan, "Lumbar Segmental 'Instability': Clinical Presentation and Spe- cific Stabilizing Exercise Management," Manual Therapy 5, no. 1 (2000): 2–12.
2. S. G. Grenier and S. M. McGill, "Quantification of Lumbar Stability by Using 2 Different Abdominal Activation Strategies," Archives of Physical Medicine and Rehabilitation 88, no. 1 (2007): 54–62.
3. M. G. Gardner-Morse and I. A. F. Stokes, "The Effects of Abdominal Muscle Co-activation on Lumbar Spine Stability," The Spine Journal 23, no. 1 (1998): 86–92.
4. J. Cholewicki, K. Juluru, and S. M. McGill, "Intra-abdominal Pressure Mech- anism for Stabilizing the Lumbar Spine," Journal of Biomechanics 32, no. 1 (1999): 13–17.
5. J. M. Willardson, "Core Stability Training: Applications to Sports Conditioning Programs," Journal of Strength and Conditioning Research 21, no. 3 (2007): 979–98.

Chapter 9
1. G. Cook, L. Burton, K. Kiesel, G. Rose, and M. Bryant, Movement: Functional Movement Systems. Screening Assessment Corrective Strategies (Aptos, CA: On Target Publications, 2010).
2. K. D. Johnson and T. K. Grindstaff, "Thoracic Region Self-mobilization: A Clin- ical Suggestion," International Federation of Sports Physical Therapy 7, no. 2 (April 2012): 252–56.
3. J. D. Borstad and P. M. Ludewig, "Comparison of Three Stretches for the Pectora- lis Minor Muscle," Journal of Shoulder and Elbow Surgery 15, no. 3 (May–June 2006): 324–

Chapter 12
1) D. Diggin, C. O'Regan, N. Whelan, S. Daly, et al., "A Biomechanical Analysis of Front versus Back Squat: Injury Implications," Portuguese Journal of Sport Sciences 11, Suppl. 2 (2011): 643–46.
2) M. Rippetoe, Starting Strength: Basic Barbell Training, 3rd ed. (Wichita Falls, TX: The Aasgaard Company, 2011).
3) A. C. Fry, J. C. Smith, and B. K. Schilling, "Effect of Knee Position on Hip and Knee Torques during the Barbell Squat," Journal of Strength and Conditioning Research 17, no. 4 (2003): 629–33.
4) P. Wretenberg, Y. Feng, and U. P. Arborelius, "High- and Low-bar Squatting Tech- niques during Weight-training," Medicine and Science in Sports and Exercise 28, no. 2 (February 1996): 218–24.
5) P. O'Shea, "The Parallel Squat," National Strength Conditioning Association Journal 7 (1985): 4–6.
6) H. Hartmann, K. Wirth, and M. Klusemann, "Analysis of the Load on the Knee Joint and Vertebral Column with Changes in Squatting Depth and Weight Load," Sports Medicine 43, no. 10 (2013): 993–1008.
7) B. J. Schoenfeld, "Squatting Kinematics and Kinetics and Their Application to Exercise Performance," Journal of Strength and Conditioning Research 24, no. 12 (2010): 3497–506.

HealthTree 健康樹系列 129

強肌深蹲

美國國家級運動員指導教練親授，全面解析徒手深蹲‧槓鈴深蹲‧深蹲科學的訓練聖經
The Squat Bible：The Ultimate Guide to Mastering the Squat and Finding Your True Strength

作　　　者	亞倫‧霍什格（Aaron Horschig）
譯　　　者	陳壹豪
總 編 輯	何玉美
主　　　編	紀欣怡
責 任 編 輯	吳珈綾
封 面 設 計	張天薪
版 面 設 計	楊雅屏
內 文 排 版	華剛數位印刷有限公司

出 版 發 行	采實文化事業股份有限公司
行 銷 企 劃	陳佩宜‧黃于庭‧馮羿勳‧蔡雨庭
業 務 發 行	張世明‧林坤蓉‧林踏欣‧王貞玉
國 際 版 權	王俐雯‧林冠妤
印 務 採 購	曾玉霞
會 計 行 政	王雅蕙‧李韶婉
法 律 顧 問	第一國際法律事務所　余淑杏律師
電 子 信 箱	acme@acmebook.com.tw
采 實 官 網	www.acmebook.com.tw
采實文化粉絲團	https://www.facebook.com/acmebook01

I S B N	978-986-507-045-8
定　　　價	380 元
初 版 一 刷	2019 年 10 月
劃 撥 帳 號	50148859
劃 撥 戶 名	采實文化事業股份有限公司
	10457 台北市中山區南京東路二段 95 號 9 樓
	電話：(02)2511-9798
	傳真：(02)2571-3298

國家圖書館出版品預行編目資料

強肌深蹲：美國國家級運動員指導教練親授,全面解析徒手
深蹲,槓鈴深蹲,深蹲科學的訓練聖經 / Aaron Horschig
著;陳壹豪譯. -- 初版. -- 臺北市：采實文化, 2019.10
　　面；　公分.--（健康樹系列；129）
譯自：The squat bible: the ultimate guide to mastering
the squat and finding your true strength
ISBN 978-986-507-045-8(平裝)

1. 健身運動

411.711　　　　　　　　　　　　108014615

The Squat Bible:
The Ultimate Guide to Mastering the Squat and Finding Your True
Strength By Dr. Aaron Horschig
Text copyright © 2016 Dr. Aaron Horschig
All rights reserved.
Chinese complex translation copyright © ACME Publishing Co., Ltd,
2019
Published by arrangement with Dr. Aaron Horschig
through LEE's Literary Agency